LES

TUMEURS MALIGNES DE LA PROSTATE

PAR

Le Docteur Paul ENGELBACH

Ancien interne des Hôpitaux de Paris
et de la Maternité de Saint-Louis
Membre correspondant de la Société anatomique
Médaille de bronze de l'Assistance publique

PARIS
G. STEINHEIL, ÉDITEUR
2, RUE CASIMIR-DELAVIGNE, 2

1888

LES

TUMEURS MALIGNES DE LA PROSTATE

IMPRIMERIE LEMALE ET Cie, HAVRE

LES
TUMEURS MALIGNES DE LA PROSTATE

PAR

Le Docteur Paul ENGELBACH

Ancien interne des Hôpitaux de Paris
et de la Maternité de Saint-Louis
Membre correspondant de la Société anatomique
Médaille de bronze de l'Assistance publique

PARIS
G. STEINHEIL, ÉDITEUR
2, RUE CASIMIR-DELAVIGNE, 2

1888

LES

TUMEURS MALIGNES DE LA PROSTATE

PRÉFACE

Le sujet de ce travail n'est pas nouveau, puisque Jolly l'a traité dans un mémoire important paru en 1869 dans les Archives générales de Médecine.

Je dois donc expliquer les motifs qui m'ont amené à reprendre la question.

En observant cette année même, dans le service de mon maître M. le professeur Guyon, quatre malades atteints de néoplasme prostatique, j'ai été frappé du désaccord existant entre leur histoire et les descriptions classiques ; l'autopsie de l'un d'eux, m'a même permis de me rendre compte que certains points de l'anatomie pathologique avaient échappé à mes devanciers. Je n'ai d'ailleurs cherché qu'à exposer les idées que mon éminent maître a émises dans une leçon clinique faite en 1886, qu'à mettre en lumière les allures bizarres qu'affecte la marche du néoplasme et qui lui font mériter dans presque tous les cas le nom expressif de « cancer prostato-pelvien diffus » que lui a donné M. Guyon.

Cet aspect particulier est d'ailleurs noté dans un certain nombre d'observations, mais passé sous silence dans tous les ouvrages classiques.

Ce travail était terminé lorsqu'a paru un mémoire sur le même sujet, fondé d'ailleurs sur des observations que nous avions insérées déjà dans notre thèse.

Je serais ingrat après avoir rédigé ce travail à l'hôpital Necker en ne remerciant pas M. le professeur Guyon de l'extrême bienveillance qu'il m'a témoignée pendant les trois années que j'ai passées dans son service comme élève bénévole, externe et interne.

Je ne saurais oublier d'autre part combien je dois de reconnaissance à mon excellent maître M. Lallier dont j'ai été l'interne à Saint-Louis, et à M. Ch. Monod, professeur agrégé à la Faculté, chirurgien de Saint-Antoine, qui m'a toujours témoigné à la fois les sentiments d'un maître et d'un ami.

J'exprime ici ma gratitude à mes maîtres dans les hôpitaux, MM. Blachez, Pozzi, Lacombe, Berger, Reclus, Kirmisson et Porak.

CHAPITRE PREMIER

HISTORIQUE

L'histoire des néoplasmes prostatiques est de date récente. Ce n'est pas à dire que l'on ne retrouve dans les traités écrits au siècle dernier des observations intitulées squirrhe de la prostate ; observations très nombreuses d'ailleurs, qui indiquent que la différenciation des tumeurs de la prostate avec ce que nous nommons actuellement hypertrophie de la prostate n'était pas faite.

Pour J.-L. Petit, pour Chopart, Desault, Brodie, etc. squirrhe de la prostate signifie induration de la prostate, et je ne sais guère que certaines observations d'E. Home (1) rappelant, d'une façon vague, il est vrai, l'ensemble symptomatique du cancer prostatique.

L'histoire du cancer de la prostate est esquissée d'abord par Lallemand qui le différencie de l'hypertrophie, puis par Velpeau dans son article du Dictionnaire en 30 volumes ; Mercier, Civiale et Nélaton lui consacrent quelques lignes ; Cruveilhier et Lebert dans leurs traités d'anatomie pathologique en signalent l'existence tout en

(1) Home. *Glande Prostate.* Traduction française. Paris, 1824.

insistant sur son extrême rareté ; enfin, Béraud dans sa thèse d'agrégation en publie six cas authentiques.

Mais en somme tous ces auteurs se contentaient d'affirmer que le cancer de la prostate se rencontre de temps en temps.

En Angleterre et en Amérique, Langstaff publie la première observation authentique en 1817. John Adams en 1853, Gross, de Philadelphie, en 1856, consacrent à cette affection quelques lignes en faisant remarquer d'ailleurs que le petit nombre de cas publiés leur interdit l'essai d'une description exacte. C'est à Thompson (1) le premier que revient l'honneur d'avoir rassemblé tous les cas authentiques connus et d'en avoir tiré les éléments d'une description que beaucoup d'auteurs se sont contentés depuis de paraphraser ; la première édition de Thompson date de 1858 ; dans la 6e, publiée il y a un an à peine, l'auteur n'a fait que quelques changements insignifiants.

En Allemagne, l'étude des néoplasmes prostatiques a suivi la même marche. Rokitansky, Foerster, du côté des anatomistes, Emmert et Pitha en tant que chirurgiens, s'accordent à regarder le cancer comme très rare ; Rollet après en avoir publié une observation esquisse une étude symptomatologique.

En 1866, O. Wyss (2), publie dans les archives de Virchow, un travail d'ensemble, fondé sur les dix-huit observations de Thompson, deux observations person-

(1) *Diseases of the Prostate*. Londres, 1886, 6e édition.

(2) O. Wyss. Die bösen Neubildungen der Vorsteherdrüse. *Arch. von Virchow*, 1886.

nelles avec examen anatomo-pathologique et huit observations recueillies dans diverses publications ; j'ajoute que la question a été reprise dans ce pays par Socin (1) dans son article du manuel de Pitha et Billroth, et d'une façon plus succincte par English dans la Real Encyclopædie (2).

Jusqu'en 1869, nous n'avions en France que les quelques lignes des traités de chirurgie et les courtes pages du traité de Civiale (3). A ce moment, Jacques Jolly fit paraître dans les Archives générales de médecine un excellent mémoire (4), fondé sur quarante observations certaines plus cinq douteuses. Ce mémoire est certainement ce qui a été fait de plus complet sur la matière. Depuis, la question a été traitée par M. Jullien dans le Dictionnaire pratique ; dans le Traité des maladies des voies urinaires de MM. Voillemier et Le Dentu et M. Letarouilly (5) en a fait le sujet de sa dissertation inaugurale. Ce dernier auteur n'a d'ailleurs consacré que quelques pages à son étude qu'il fait suivre de deux observations inédites que nous rapportons plus loin, et passe sous silence une vingtaine d'observations publiées, surtout en Angleterre, depuis le mémoire de M. Jolly.

Telle est en résumé l'histoire de l'étude du cancer de

(1) Pitha et Billroth. *Handbuch der chirurgie*, III Bd. 2 Theil.

(2) Eulenburg. *Real Encyclopædie für allgemeine Heilkunde*, Bd. XII.

(3) Civiale. *Traité des maladies des organes génito-urinaires*, t. II.

(4) Jolly. *Archives de médecine*, 1869.

(5) Letarouilly. *Thèse de Paris*, 1883.

la prostate, mais je dois signaler cependant qu'en Angleterre, on vient d'envisager la question à un nouveau point de vue; Spanton (1), puis Reginald Harrison (2) assistant à l'évolution de cancers nettement diagnostiqués n'ont pas craint d'intervenir activement et se sont demandé si une opération chirurgicale n'était pas permise au moins pour rétablir le cours de l'urine; Fenwick (3) tout dernièrement enfin, frappé de la fréquence des obstructions intestinales a proposé une opération palliative précoce, la colotomie soit iliaque, soit lombaire. Je m'expliquerai plus loin sur la valeur du traitement chirurgical tout comme je vais tâcher de montrer que les descriptions, classiques jusqu'ici, ne répondent pas toujours à la réalité des faits.

(1) Spanton. *Lancet*, 1882, t. I.

(2) Reginald Harrison. *Disorders of the urinals organs*. Londres, 1886.

(3) Fenwick. *British medical Journal*, octobre 1887.

CHAPITRE DEUXIÈME

ÉTIOLOGIE

I

Je dois me demander d'abord en entreprenant cette étude, si le cancer de la prostate est vraiment aussi rare que les auteurs l'on affirmé; je n'hésite pas à répondre par la négative.

Thompson avait déjà fait remarquer très justement que le petit nombre de cancers prostatiques figurant dans les statistiques générales publiées avant lui ne pouvait donner aucune idée précise sur sa fréquence; je ne reprendrai pas la critique qu'il fait des procédés de Tanchou(1), lequel sur un total de 8,000 cancers, n'en relève que 5 affectant la prostate; je renvoie le lecteur au mémoire de Jolly.

Le premier fondement d'une statistique sérieuse est évidemment une rigueur absolue dans le diagnostic soit au lit du malade soit post mortem à l'autopsie; il est évident que la statistique de Tanchou repose souvent sur

(1) TANCHOU. *Recherches sur le trait. méd. des affect. canc. du sein.* 1844.

le diagnostic de praticiens dont il est impossible d'apprécier la valeur.

Thompson commentant les relevés de Tanchou conclut que le cancer de la prostate est plus fréquent qu'on ne le dit communément; d'abord en en citant pour sa part une vingtaine de cas qu'il regarde comme authenthiques, ensuite en avançant qu'un certain nombre de néoplasmes portés comme vésicaux, ne sont que des néoplasmes prostatiques ayant gagné le réservoir de l'urine; mais cette dernière assertion me semble discutable et j'exposerai plus loin les réserves que j'ai à faire à ce sujet.

En dix ans, Wyss recueille une dizaine de cas nouveaux auxquels Jolly en ajoute douze parfaitement authentiques et cinq douteux; M. Jullien à son tour porte le nombre des cas observés jusqu'en 1882 à 56 ou plutôt 55 (1).

A mon tour, en consultant les publications périodiques, en faisant appel aux souvenirs de mes maîtres, j'ai trouvé 41 cas nouveaux. Ce qui, joint à cinq observations de M. Jullien que je ne connais pas, cinq autres ayant paru dans les publications que je n'ai pu me procurer et huit observations de Billroth et Erichsen que je vois citées par Oswald (2) dans le *Medical Times*, me donne un total de 114 cas environ connus jusqu'à ce jour.

Je puis donc conclure que le cancer de la prostate est

(1) Je fais des réserves pour un cas de Demarquay qui ne me semble être qu'un cas de cancer du rectum. (Gaz. méd. 1873.)
(2) OSWALD. *Med. Times*, 1882, t. I.

moins rare qu'on ne le dit; cette affirmation me semblera difficilement contredite lorsque je songe combien l'on rencontre souvent de difficultés de diagnostic, et que dans nombre de cas, on peut se croire en présence d'une hypertrophie simple. Si l'on se reporte à l'étude symptomatologique que je fais plus loin, on sera frappé comme moi de l'analogie des symptômes du début dans les deux maladies.

Je n'aurais sans doute pas le droit de formuler mon opinion d'une façon aussi catégorique, si plusieurs de mes maîtres dans les hôpitaux ne m'avaient d'ailleurs confirmé dans cette idée.

J'ai de plus un autre élément d'appréciation ; d'une façon approximative, 700 malades environ sont venus durant les neuf premiers mois de l'année se soumettre à un examen méthodique à la consultation de mon éminent maître M. Guyon, à l'hôpital Necker. Or, cinq malades ont été regardés comme atteints de cancers de la prostate ; un de ces cas est au moins douteux, mais les quatre autres sont certainement authentiques, l'un parce que l'autopsie est venue confirmer le diagnostic, les trois autres parce que certains symptômes ne pouvaient laisser aucun doute ; voici donc une moyenne relativement élevée : 4 malades sur 700.

En somme, lorsqu'on parle du cancer de la prostate au point de vue de sa rareté, le souvenir d'une phrase de Lebert me revient immédiatement à la mémoire : « Le cancer de la prostate, dit cet auteur, est presqu'aussi rare que la tuberculose de cet organe » ; or, s'il est une affirmation que l'observation infirme, c'est certainement celle-là ! J'ajouterai que le cancer de la prostate a été retrouvé en dehors de l'espèce humaine par Röll chez le chien, et Lafosse chez le bœuf. (1)

II

Je faisais remarquer tout à l'heure que le diagnostic devait souvent être hésitant entre un néoplasme et une hypertrophie ; le fait s'explique encore parce que les deux affections frappent surtout le même âge ; que l'on se reporte au tableau suivant comprenant 96 cas et l'on restera convaincu que le cancer atteint de préférence les individus au-dessus de 50 ans ; mais l'on sera surpris sans doute de la forte proportion des enfants.

Au-dessous de 10 ans	9	cas dont 3 au-dessous d'un an.
De 10 à 20 ans...........	3	
20 à 30 »	5	
30 à 40 »	6	
40 à 50 »	4	
50 à 60 »	19	62 cas.
60 à 70 »	24	
70 à 80 »	6	
Vieillards sans indication d'âge	13	
L'âge manque dans l'observation..................	7	

Je pourrais indiquer sur-le-champ les modifications que l'âge imprime à la marche du néoplasme, mais je

(1) Socin, in Pitha und Billroth. *Handbuch der Chirurgie.*

préfère réserver ce point pour mon étude anatomo-pathologique ; je ferai cependant remarquer qu'il m'a été impossible de vérifier l'assertion de Jolly qui avance, qu'après l'œil, la prostate est celui des organes le plus fréquemment frappé de cancer chez l'enfant.

III

Le cancer de la prostate est dans la grande majorité des cas un cancer primitif, envahissant dans un délai court les organes qui l'avoisinent mais la réciproque n'est nullement vraie. Cependant la prostate peut être envahie par propagation et plus rarement par infection à distance. Sur un total de 62 observations suivies d'autopsies je relève 11 fois que le cancer de la prostate n'était pas primitif ; les n°s 9 et 10 du tableau suivant appartiennent l'un à S. Gibbon, cité par Jolly, l'autre à Sir H. Thompson.

Cas de cancers infectant secondairement la prostate :

Cancers...	du rectum	3 fois.
	des vésicules séminales	1 —
	de l'estomac	3 —
	du coude	1 —
	du pénis	1 —
	de la vessie	2 —
		11

Je signalerai en même temps, en faisant des réserves, le cas de S. Gibbon, pour lequel il est simplement spécifié que l'on trouva un encéphaloïde de la vessie, un noyau de la prostate et un noyau dans la dure-mère.

En somme un cancer secondaire naît de deux façons ; ou par propagation ou par infection à distance.

Voici trois exemples du premier mode d'envahissement.

OBSERVATION I (RÉSUMÉE) (1)

Un homme de 70 ans souffrait depuis de longues années d'une irritation du rectum et avait subi plusieurs opérations de fistule à l'anus ; il se sondait avec une sonde molle. Deux ans avant sa mort on remarqua qu'il existait au niveau de l'ancienne fistule une tumeur dure qui s'étendit autour de l'anus ; les ganglions de l'aine furent pris ; le malade mourut subitement de péritonite.

A l'autopsie on trouva un anneau très dur, fibreux, d'un demi-pouce à la partie inférieure du rectum ; au-dessus une large ulcération point de départ de la péritonite ; le lobe moyen de la prostate est saillant dans la vessie, dur, blanc à la coupe, fournissant un suc abondant.

OBSERVATION II (2)

Un malade entre à l'hôpital avec des symptômes d'occlusion intestinale. On est forcé de pratiquer un anus artificiel dans la région lombaire.

A l'autopsie on trouve une péritonite généralisée. En arrière de la prostate la muqueuse rectale est criblée de dépressions et offre l'aspect d'un cancer colloïde, les tuniques externes sont dures et adhèrent intimement à la vessie et à la pro state dont une partie est envahie par une masse d'aspect squirrheux.

(1) BENNETT. *On cancerous Grouths. Edinburgh*, 1849.
(2) CURLING. *Transactions of the Pathol. Soc.*, 1859.

Observation III (Résumée) (1)

M. de X... était obsédé depuis longtemps par la présence d'ascarides ; il en fut débarrassé par un traitement approprié mais garda néanmoins un écoulement purulent par l'anus.

En 1871, il consulta Ricord qui constata un cancer du rectum : large ulcération fongueuse siègeant sur la partie antérieure de l'intestin et se prolongeant assez haut.

Opération le 24 juillet 1871 ; on introduit une grosse bougie dans l'urèthre puis on circonscrit (après section de la paroi postérieure jusqu'au coccyx) la tumeur qui s'enfonce profondément ; il devient donc nécessaire d'enlever une grosse partie de la prostate, le doigt qui guide l'instrument arrive presque en contact avec la bougie uréthrale ; hémostase difficile.

Le seul accident consécutif fut une cystite aiguë, guérie sans incidents. En juillet 1873 la guérison s'était maintenue.

Comme autre exemple de propagation de proche en proche je citerai l'observation suivante que Zahn, de Genève, considère comme un exemple de cancer secondaire (2).

Observation IV (3)

Le nommé A..., âgé de 76 ans est apporté à la Clinique ; il a de la fièvre, le pouls est irrégulier, enfin il souffre de violentes

(1) Demarquay. *Gaz. méd. de Paris*, 1873.

(2) Je relève ici une erreur de Zahn. Cet auteur croit avoir publié la première observation de cancer primitif des vésicules séminales ; mais je rappelle que dès 1882 Guelliot dans son excellente thèse avait cité un cas dû à Méricamp.

(3) Zahn. *Zeitschrift für deutsche Chirurgie*, 1885.

douleurs dans les membres inférieurs. Au bout de quelques jours la fièvre s'apaise, une incontinence d'urine s'établit et ne discontinue pas jusqu'à la mort.

Autopsie. — Adipose des parois. Adhérences intimes du grand épiploon qu'il est impossible de détacher de la paroi ; en certains points du tissu cellulaire sous-cutané existe du pus infiltré.

Les deux plèvres et le péricarde contiennent un épanchement à gros flocons.

Le cœur est volumineux, le trou de Botaln on fermé ; dans les parois on rencontre plusieurs noyaux néoplasiques de 20 à 40 millim. de diamètre ; le plus gros siège près de la pointe du cœur.

Les poumons emphysémateux offrent les lésions de la bronchite chronique.

Le rein gauche présente un noyau au niveau du hile qui pénètre dans l'uretère et les vaisseaux rénaux.

Les anses intestinales sont adhérentes, les ganglions rétro-mésentériques sont intacts ainsi que l'intestin, sauf le cæcum où l'on remarque une ulcération au-dessus de la valvule de Bauhin ; dans le mésentère on trouve un noyau secondaire.

Examen des organes génito-urinaires. — La vessie est saine. La prostate augmentée de volume, dure, bosselée, infiltrée. L'urèthre est normal ; cependant il est dévié ; sa portion prostatique fait d'abord un coude en arrière et à droite, puis un autre en bas et en avant, pour reprendre ensuite sa direction normale.

Les cordons sont atrophiés, la vésicule séminale droite est notablement plus volumineuse, dure, bosselée ; les veines périprostatiques sont très dilatées et remplies de phlébolithes.

L'examen microscopique des parties malades de la prostate montra des culs-de-sac glandulaires très dilatés remplis de petites cellules très nombreuses ; les canaux excréteurs étaient au contraire très bien conservés.

Sans doute les cas d'infection de la prostate sont fort

rares, si rares que Broca écrivait en 1851 qu'il n'en connaissait « aucun exemple » ; cependant voici un cas bien typique.

Observation V (Résumée) (1)

Un vieillard de 76 ans, de l'hospice d'Ivry, entre le 30 octobre 1885, à l'infirmerie de chirurgie dirigée par M. Monod. Il y a huit ans, apparition au niveau du coude droit d'une tumeur indolente, grosse comme une noix et roulant sous le doigt; cette tumeur augmente très rapidement à partir de 1885; à cette date on la ponctionne et on en retire du liquide.

Actuellement, la tumeur non adhérente à la peau qui est tendue, remonte sur la face portérieure du bras. En dehors elle a le volume d'une orange, en arrière, d'une tête de fœtus; pas d'engorgement ganglionnaire dans l'aisselle.

Le malade fut amputé le 10 octobre suivant; l'examen anatomique des parties montra qu'il existait une tumeur d'aspect lardacé blanc mat; par place, il y a une sorte d'infiltration gélatiniforme; cette tumeur adhérait aux ligaments postérieurs et latéraux, comprimait le nerf cubital, dissociait le brachial antérieur, et envoyait un prolongement à l'intérieur de la cavité olécrânienne.

L'examen microscopique démontra qu'il s'agissait d'un sarcome fasciculé développé aux dépens du périoste de l'humérus.

Un an après il rentre à l'infirmerie de médecine. En plusieurs points du corps existent des tumeurs variables comme volume, depuis celui d'un grain de mil jusqu'à celui d'une orange; leur consistance est fluctuante.

L'état général est mauvais, le malade s'affaiblit rapidement; il tousse un peu, présente quelques râles fins aux bases; le foie est un peu volumineux; la tête de l'épididyme du côté droit

(1) J. Reboul. *Société anatomique*, 1886.

présente un kyste gros comme une noix; les mictions sont retardées; la prostate semble volumineuse.

Le malade meurt le 25 octobre 1886.

A l'*autopsie*, nombreuses tumeurs disséminées, de consistance dure ou molasse sous la peau, les ganglions inguinaux du côté droit sont engorgés, durs ; le moignon est sain.

Les tumeurs secondaires sont réparties irrégulièrement sur les diverses séreuses (grand épiploon, mésentère, péricarde, plèvres) ; l'intestin et le foie présentent également des noyaux nombreux, plus ou moins volumineux ; la généralisation a frappé la rate d'une façon plus discrète ; la vésicule biliaire présente quelques noyaux sur son fond.

Les reins présentent à leur surface et dans l'épaisseur de la substance corticale quelques tumeurs blanchâtres et dures.

La vessie est malade et trois petites tumeurs d'un blanc rosé font saillie à la face interne.

La prostate est hypertrophiée ; le lobe droit offre une tumeur adhérente du volume d'une noix.

Les ganglions lombaires et pelviens sont gros ; de consistance faible; l'état des glandes pelviennes n'est pas spécifié.

L'examen des tumeurs secondaires fait par M. Toupet a prouvé comme la première fois qu'il s'agissait d'un sarcome fasciculé.

J'aurais désiré publier le cas de Thompson où un cancer du pénis se propagea à la prostate ; car le fait doit être d'une extrême rareté ; je possède en effet une observation due à Chiari (1) où un épithélioma de l'urèthre gagna en profondeur jusqu'à la portion membraneuse mais s'arrêta à ce niveau.

Si j'ai dû m'étendre sur la réalité des cancers secondaires de la prostate, c'est que la question prêtait à des

(1) CHIARI. *Wiener Wochenschrift*, 1881.

controverses; je pourrais rechercher maintenant s'il existe des causes qui prédisposent à la naissance des tumeurs de cet organe. Mais je ne pourrais être que banal; blennorrhagie, syphilis, prostatites antérieures, tout a été incriminé. Sir H. Thompson a allégué lui-même que l'hypertrophie était peut-être un facteur de réelle importance; j'avoue que rien ne me paraît le prouver; nous n'en sommes plus à l'invincible curiosité des Anciens qui voulaient savoir le pourquoi de toute chose et je craindrais d'imiter Johannès de Muralto, le père de la première observation de cancer de la prostate, allant jusqu'à accuser le tabac et l'alcool de produire un si gros méfait (1).

(1) *Éphémérides de la nature*, cité par GUELLIOT.

CHAPITRE TROISIÈME

ANATOMIE PATHOLOGIQUE

I

En écrivant dans ce travail les mots « cancer de la prostate », j'ai considéré le terme cancer non comme l'équivalent de carcinome mais comme synonyme de tumeur maligne.

Il est en effet assez particulier que l'existence indéniable de deux espèces de tumeurs dans la prostate, prouvée par les autopsies et les examens microscopiques ne puisse être affirmée d'après les symptômes que d'une façon tout à fait insuffisante. Que le malade soit affecté d'un sarcome ou d'un carcinome, la marche de la maladie sera presque entièrement semblable dans les deux cas et le diagnostic anatomique non seulement pourra mais devra rester en suspens.

Je dois tout d'abord faire remarquer en effet que dans l'état actuel de nos connaissances le sarcome et le carcinome sont les seules tumeurs malignes qui aient été rencontrées dans la prostate. Je ne connais aucune observation où l'on ait découvert un chondrome et si, à première vue, un cas publié par Howship (1) pouvait permettre de

(1) Howship. *Med. Chirurg. Transact.*, t. XIX.

penser à l'existence d'une tumeur de ce genre, l'insuffisance de l'examen macroscopique tout comme l'absence de diagnostic microscopique me force à réserver mon appréciation; je rappelle d'ailleurs que certains sarcomes et fibromes peuvent ressembler jusqu'à un certain point à des chondromes.

Dans la majeure partie des cas la tumeur offre d'ailleurs tous les caractères du carcinome.

Je consigne ici le résultat de 55 examens microscopiques et je trouve la proportion suivante :

Carcinome, 48 fois.
Sarcome, 7 fois.

Dans le tableau que Sir H. Thompson (1) a annexé à son chapitre sur les tumeurs malignes, 6 des 23 observations concernent des enfants; mais la nature de la tumeur n'est malheureusement définie que par le terme très vague d'encéphaloïde; cependant en me reportant aux sources je crois pouvoir affirmer que deux des petits malades étaient affectés de sarcome.

Le carcinome est la tumeur maligne que l'on rencontre chez les sujets âgés; toutefois cette règle est sujette à bien des exceptions. Je n'en veux comme exemple que l'observation III, due à Reboul, et une observation assez obscure de Barton (2), où le diagnostic anatomique fut celui de sarcome. Dans un ordre contraire d'idées, le carcinome peut aussi se rencontrer chez des sujets jeunes. Sur les 48 cas de carcinome dont je parlais plus haut, 42 concernant des

(1) Sir H. Thompson. *Diseases of the Prostate.* 6e édition, 1886.
(2) Barton. *Dublin Med. and Surg. Journal*, 1886.

individus de plusde 40 ans et 6 seulement âgés de moins.

Ces 6 cas peuvent se résumer ainsi :

De 19 à 25 ans, 3 cas.

De 30 à 35 ans, 3 cas.

L'aspect de la tumeur trouvée à l'autopsie permet presque toujours de rattacher le carcinome à la variété encéphaloïde. Jusqu'à l'an dernier, H. Thompson n'avait découvert que deux cas authentiques de tumeur squirrheuse, et je ferai remarquer ici que durant la vie la tumeur donne une sensation de résistance particulière sans que l'on soit en droit à ce moment d'affirmer que l'on trouvera une tumeur de la variété dure ; le diagnostic ne peut être fait que le couteau à la main.

Les deux cas de Thompson sont relatés, le premier par J. Adams (1), le second vient de Crofft. Je le résumerai d'une façon succincte (2).

Observation VI

M. D... 42 ans, entre le 19 juillet 1869 à l'hôpital pour une rétention d'urine ; le malade souffrait depuis trois mois de rétention incomplète et se sondait tous les jours ; ce symptôme s'expliquait d'ailleurs le malade présentant : 1° une atrésie du méat consécutive à un chancre ; 2° une prostate très volumineuse, dure.

Le malade fut traité par le cathétérisme puis on lui mit une sonde à demeure.

Il mourut le 6 août présentant des abcès sur divers points du corps (à l'aisselle, au périnée, etc.).

A l'*autopsie*, on trouva une pneumonie double suppurée ; le

(1) J. Adams. *On the Prostate*, 1849.

(2) Crofft. *Trans. of the Pathological Society*, 1869, t. XIX.

péritoine et l'intestin étaient normaux; les glandes mésentériques au contraire présentaient un volume énorme.

Les reins étaient criblés d'abcès miliaires.

La vessie, grande, était très altérée; la muqueuse était rouge, épaissie, imprégnée de phosphate; sa partie antérieure était villeuse.

La tumeur était placée à la partie antérieure de la glande, la partie postérieure était presque intacte; elle était dense, blanchâtre, on y trouvait des foyers rouge foncé dus à une imprégnation sanguine.

L'examen microscopique confirma le diagnostic de carcinome.

Si j'ai cité cette observation, c'est que je n'ai observé aucun cas du même genre; on remarquera à ce sujet que bien que les ganglions mésentériques fussent altérés, la tumeur était restée relativement assez localisée; elle n'avait pas poussé de tous côtés ces prolongements envahissants qui semblent être plutôt la caractéristique du carcinome encéphaloïde.

Mais avant d'aborder l'étude de cette variété je dois faire remarquer que certaines formes de carcinome semblent au point de vue de la tendance à l'extension former un intermédiaire entre le squirrhe localisé et les tumeurs à marche rapide.

J'admets d'autant plus volontiers la division établie par Socin que je puis immédiatement indiquer des exemples.

Cet auteur distingue en effet les tumeurs malignes (et surtout le carcinome) en deux divisions :

1° Tumeurs respectant pendant longtemps les connexions fibreuses de la glande mais repoussant, en s'accroissant, les organes voisins.

2° Tumeurs détruisant ces connexions ulcérant les parois des organes voisins, envahissant les parties avoisinantes.

Je dois à mon ami Prioleau, ancien interne des hôpitaux, l'observation suivante, type des tumeurs du premier genre.

Observation VII (Inédite)

Le nommé Baudoin Jérôme, âgé de 71 ans, entre le 20 avril, salle St-Pierre, dans le service de M. le professeur Le Fort.

Le malade n'a pas d'antécédents urinaires ; il y a un mois et demi environ, il ressentit un peu de gêne dans les mictions; celles-ci devinrent plus fréquentes, plus pénibles, et très douloureuses sur leur fin ; le 5 avril, le malade se trouva plus mal et quelques jours après présenta une rétention complète.

Le malade fut l'objet de tentatives de cathétérisme avec une sonde métallique ; tentatives suivies immédiatement d'une hématurie abondante ; c'était le premier pissement de sang, jusqu'à ce moment les urines n'avaient été que troubles.

Le 20. Le malade est sondé à l'hôpital avec une sonde molle et l'on retire une certaine quantité d'urine mélangée à du sang ; celle-ci n'a pas de mauvaise odeur ; la dernière partie du liquide évacué est très chargée de pus.

Le 21. On explore la prostate avec une béquille à mandrin, la prostate est difficile à traverser, pas d'hématurie consécutive.

Le toucher indique que la prostate est très volumineuse, le lobe droit proémine plus que le gauche, enfin la limite de la glande est difficile à apprécier ; on sent que l'induration se prolonge vers les parties latérales du pelvis au niveau desquelles il y a de la douleur.

La paroi rectale est repoussée, indurée et fait corps avec la prostate en apparence.

Pas de douleurs irradiées.

État général médiocre, fièvre, perte d'appétit.

24 avril. La quantité de sang dans les urines est très faible mais les caractères de l'altération du liquide s'accusent davantage ; la miction spontanée est impossible.

Le 28. Même état, affaiblissement et fièvre ; mort dans la soirée dans le collapsus.

Autopsie. — Les reins sont normaux ; il n'existe aucune trace de dilatation des bassinets, calices et uretères ; la surface de ceux-ci est simplement un peu rouge.

La vessie est augmentée dans sa capacité ; elle ne présente ni diverticules ni colonnes ; les tuniques musculaires sont assez notablement épaissies ; la couleur de la muqueuse tire sur le gris ardoisé, excepté au niveau du trigone où elle est rouge ; sur le côté droit en arrière du col elle est soulevée par la tumeur et semble fongueuse.

La prostate est volumineuse ; irrégulière par suite de son volume plus considérable du côté droit ; elle présente le volume d'une grosse orange et semble adhérer solidement aux tissus situés en ses parties latérales.

Les vésicules séminales sont dures, bosselées à leur base, les parois vésicales intactes.

Mon ami Prioleau a bien voulu me confier la pièce anatomique, trop tard malheureusement pour qu'un examen microscopique fût possible ; elle nous servira admirablement comme type d'une description de prostate carcinomateuse.

On remarquera dans cette observation que le lobe droit est plus considérable que le gauche ; ce fait est assez général, et dans la majeure partie des cas d'autre part il est spécifié que la tumeur affecte plutôt la moitié postérieure de la glande.

En disséquant la pièce de l'observation VII j'ai également

ment noté ce fait; l'urèthre partant de l'orifice vésical suivait une direction presque verticale en bas puis redevenait horizontal; l'angle formé par ces deux portions était presque droit et l'épaisseur des tissus situés en avant atteignait tout au plus un centimètre; à l'angle on trouvait d'ailleurs les traces d'une fausse route.

En disséquant le pourtour de la tumeur il est aisé de se rendre compte de ses connexions; ainsi dans le cas rapporté plus haut, le rectum fut très facile à enlever, le tissu cellulaire interposé entre la glande et l'intestin, lâche, permettait une séparation très aisée; de même latéralement. La consistance de la tumeur est très variable, tantôt celle-ci semble homogène, assez dure, donnant par le raclage un suc abondant; tantôt elle est bosselée, irrégulière; certaines parties sont plus molles, et offrent un aspect gélatineux; comme ensemble de la coupe on dirait souvent que l'on a sous les yeux la coupe d'un cerveau durci par l'alcool.

Tantôt la tumeur semble présenter partout la même structure, tantôt il existe des sortes de kystes de couleur jaunâtre; la teinte générale du néoplasme tire sur le gris rosé, et il est d'autant plus aisé de distinguer les parties restées normales ou qui semblent l'être; sur la prostate que j'ai disséquée je n'ai trouvé qu'un mince rebord sur la partie postérieure de la glande qui présentât l'aspect du tissu prostatique.

J'ajoute que dans le plus grand nombre des cas la tumeur a subi une marche envahissante très rapide puisque la presque totalité de la glande est infiltrée; Jolly ne cite que 7 cas sur 42 où le néoplasme était partiel; pour ma part dans les deux autopsies que j'ai faites, la tumeur s'étendait à toute la glande tout comme dans les pièces déposées au musée Civiale.

De là résulte que la tumeur a rarement un volume inférieur à celui d'une orange; qu'elle égale celui des deux poings, d'un œuf d'autruche et souvent celui d'une tête de fœtus. Cependant il s'en faut de beaucoup que l'aspect soit toujours celui que je viens de décrire; dans beaucoup de cas on trouve de véritables cavernes anfractueuses, dont les parois tapissées de végétations sont souvent infiltrées de dépôts sanguins, probablement par suite de la rupture de vaisseaux qui semblent toujours dilatés; dans quelques cas ces cavernes communiquent avec des fausses routes.

Enfin dans une observation due à Spanton, on trouva un calcul phosphatique du volume d'une aveline dans une de ces cavernes.

L'encéphaloïde est la forme la plus ordinaire du carcinome; je ne dois cependant pas passer sous silence que J. Boyd a publié une observation que Sir H. Thompson admet comme un exemple de cancer colloïde; la prostate semblait complètement infiltrée et la tumeur semblait formée d'un stroma à larges mailles contenant dans ces interstices une substance gélatineuse. La prostate était creusée d'une large cavité, probablement une fausse route. La tumeur en gagnant la périphérie avait d'ailleurs changé de caractères; les vésicules séminales étaient dures, bosselées, les uretères presque obturés par un plastron qui remontait en arrière de la vessie; celle-ci présentait d'après l'auteur une intégrité des éléments musculaires tandis que le tissu sous-muqueux était infiltré.

Je dois faire au contraire des réserves au sujet de l'existence du cancer mélanique de la prostate; car les cas de Stafford et de Langstaff sont trop anciens pour servir de base à une description anatomique.

J'ai dit que le sarcome n'était pas exceptionnel; j'en ai relevé 7 cas, mais je dois dire que dans des observations dues à Barton, à Wharton, à Adler, le diagnostic microscopique est simplement ajouté à la description de la pièce. Quoi qu'il en soit n'ayant vu aucun cas de sarcome je dois m'en référer aux descriptions des auteurs.

Il semble que l'aspect de la tumeur rappelle le plus souvent celui d'un encéphaloïde; sur la pièce présentée en 1865 par Isambert à la Société anatomique et provenant d'un enfant mort dans le service de Guersant, le néoplasme présentait des parties dures, des sortes de nodules fibreux; ailleurs au contraire les tissus étaient blancs, friables; plusieurs auteurs comparent ces portions à du savon mou.

Cet aspect peut exceptionnellement être changé par l'existence de parties de la tumeur modifiées sous l'influence d'un facteur quelconque.

Ainsi chez un malade traité par Socin à la clinique de Bâle et amené pour se faire traiter d'un calcul on trouva, au voisinage du col une tumeur prostatique du volume d'un œuf de poule dont la base ayant subi la transformation calcaire ne put être détachée qu'au moyen de la scie.

Sur une pièce déposée au musée de Berne et examinée par Langhans, l'aspect de la tumeur était celui d'une sorte de tissu filamenteux; ailleurs existaient des dépôts mous et gélatineux.

L'examen microscopique est là d'ailleurs pour confirmer l'existence du sarcome de la prostate; dans l'observation d'Isambert l'examen pratiqué par Broca et Robin est très affirmatif; il s'agit, disent ces auteurs, « d'une tumeur fibro-plastique »; au voisinage des parties malades les fibres musculaires étaient détruites.

Langhans a donné d'autre part une bonne description histologique de la pièce qu'il a déposée au musée de Berne. Sur des coupes, le néoplasme avait une apparence kystique sur certains points; la substance intercellulaire était très peu abondante et la tumeur était formée de cellules parfois polyédriques, presque toujours arrondies, de dimensions égales avec de gros noyaux; sur quelques points il existait une substance intercellulaire plus abondante; mais nulle part d'alvéoles; « on aurait cru, dit Langhans, voir de nombreux globules sanguins décolorés et pressés les uns contre les autres ».

C'est probablement aussi à ces formes de sarcome encéphaloïde qu'il faut rapporter les cas publiés en Angleterre sous la rubrique laconique de *round celluled sarcoma*.

Je dois ajouter malheureusement que les descriptions microscopiques annexées aux observations publiées dans les journaux anglais sont toujours très concises; trop concises puisqu'il est impossible de vérifier l'assertion de Formad (1). Cet auteur avance en effet que la plupart des tumeurs malignes de la prostate sont constituées par du sarcome comme prenant naissance dans un organe dérivé du feuillet moyen du blastoderme; Formad pense

(1) Saint Louis Medical and Surgical Journal, 1882. Discussion d'une observation d'Adler.

même que ce fait est vrai pour la plus grande partie des voies urinaires.

J'ai tenu à citer cette opinion d'un auteur américain car elle est en formelle contradiction avec les recherches des histologistes français.

MM. Cornil et Ranvier ne citent que le carcinome dans le chapitre *prostate* de leur traité; Langhans admet également que ce genre de tumeur est le plus fréquent.

Lorsque le néoplasme est constitué par du carcinome l'aspect est à peu près le même dans tous les cas; le stroma est presque toujours fin; les cellules d'assez petites dimensions; les fibres musculaires sont augmentées de volume; les cellules hypertrophiées; il semble qu'il y ait une sorte de combinaison d'hypertrophie et d'altération glandulaire (Klebs). Au pourtour des points malades, là où se rencontrent encore des traces de glandes, les culs-de-sac sont fortement dilatés, l'épithélium dégénéré; de grandes cellules polyédriques à gros noyau remplissent les culs-de-sac, tandis que les conduits glandulaires ont presque gardé leur entière intégrité. Tel était l'aspect sur des coupes pratiquées par mon ami Dutil et provenant d'un malade dont l'histoire est relatée dans l'observation XVII.

Wyss a d'ailleurs bien montré les différences qui existent selon le point que l'on examine; dans le voisinage de la vessie le stroma était très fin; les cellules rondes et petites; les capillaires de nouvelle formation volumineux; dans le lobe droit de la glande on trouvait par contre de grosses alvéoles formées en partie de faisceaux de fibres musculaires lisses; le contenu était également formé de petites cellules rondes; les altérations glandulaires les mêmes que celles que nous avons décrites plus haut.

Dans les points où manquent les glandes on peut voir, ajoute-t-il, des traînées de petites cellules entre les faisceaux musculaires, dans le sein desquelles ne tarde pas à se former un stroma fin. Cette disposition nous donné d'ailleurs le droit de penser que la néoplasie débute par les culs-de-sac glandulaires. C'est l'opinion de Thompson, opinion qui nous semble être singulièrement confirmée par ce fait que le carcinome localisé de la partie antérieure de la glande n'existe pas. Or Klein a montré qu'en ce point il n'y avait pas de glandes mais seulement des fibres musculaires lisses; les déductions à tirer de ce fait sont faciles à établir.

II

J'ai pris comme type de tumeur, pour cette description, un néoplasme localisé à la glande, mais je dois ajouter que ce type n'est pour ainsi dire jamais réalisé; le cas de Prioleau est tout à fait exceptionnel, car le résultat de l'autopsie est absolument muet sur l'existence de dégénérescence ganglionnaire.

Chez la majorité des malades en effet le néoplasme tend à diffuser, à franchir les aponévroses qui brident la prostate et cette tendance à la diffusion est la caractéristique pour ainsi dire du carcinome de la prostate.

Désirant mettre pleinement en lumière que cette propagation rapide ne se fait pas également dans toutes les directions, je suis obligé de dire quelques mots des facteurs anatomiques qui régissent cette tendance à l'extension.

Je n'ai pas besoin d'insister longuement sur ce fait, à savoir que la structure même de la glande favorise l'accroissement du néoplasme; il serait presque banal de rappeler que les lymphatiques d'une région où se développe un carcinome se mettent très rapidement en rapport soit avec les alvéoles du néoplasme, soit avec les gaines lymphatiques entourant les capillaires nouvellement formés; or la prostate est une vaste éponge lymphatique (1), les culs-de-sac glandulaires sont en rapport intime avec le réseau et celui-ci est par conséquent rapidement envahi; ces lymphatiques forment, dit le professeur Sappey, un riche plexus sur la base de la prostate, plexus en communication directe avec celui des vésicules séminales et occupant toute la hauteur de cet espace celluleux limité en haut par le cul-de-sac recto-vésical du péritoine et fermé en bas par la partie postérieure du ligament de Carcassone.

J'insiste à dessein sur ce point qui nous rend compte de certains modes de propagation; je rappelle également que M. le professeur Sappey nie non seulement l'existence de communications entre les lymphatiques vésicaux et prostatiques, mais encore l'existence du réseau vésical. Enfin la direction même des troncs provenant de la

(1) Le rôle important des lymphatiques dans la diffusion pelvienne et abdominale du cancer prostatique se comprend aisément à l'examen des planches XII et XIII de l'atlas de Mascagni.

glande explique admirablement pourquoi le néoplasme a surtout tendance à gagner latéralement.

Que nous enseigne en effet l'anatomie (1)? « Du plexus « périphérique partent quatre troncs; deux latéraux volu- « mineux qui se portent presque transversalement pour « se terminer dans un ganglion situé sur les parties la- « térales et inférieures de l'excavation pelvienne; deux « supérieurs en général assez grêles qui se rendent à un « ganglion situé entre le trou sous-pubien et la partie « correspondante du détroit supérieur. »

Mais je ne puis passer sous silence l'abondance des veines prostatiques qui doit également jouer un rôle capital dans cette extension du néoplasme; j'ai cité plus haut l'observation de Zahn où les veines périprostatiques furent trouvées dilatées, remplies de phlébolites, je citerai plus loin un fait publié par M. Berger, très semblable.

Les veines de la prostate et périprostatiques doivent probablement jouer un rôle assez semblable à celui de la veine porte dans l'évolution du cancer de l'estomac se propageant au foie.

Je n'insisterai pas longtemps sur ce point; il suffira de renvoyer le lecteur aux planches de Jarjavay (2), où cette abondance des plexus veineux est admirablement figurée.

On pourrait avoir une certaine tendance à accorder aux plans aponévrotiques qui limitent la glande latéralement et en arrière une importance qu'ils n'ont pas en

(1) SAPPEY. *Recherches sur l'urèthre de l'homme*, Paris, 1854.

(2) JARJAVAY, *Rech. anat. sur l'urèthre de l'homme*, Paris, 1857.

réalité. Leur constitution même en fait de très faibles barrières contre l'accroissement de la tumeur et je pourrais même dire que l'aponévrose latérale formée surtout de fibres musculaires dans l'interstice desquelles cheminent de gros canaux veineux doit au contraire favoriser cet accroissement; l'aponévrose prostato-péritonéale fait partie intégrante de la glande, aussi la propagation au rectum est elle loin d'être aussi rare qu'on l'a soutenu; de plus elle forme une sorte de gaine commune à la prostate et aux vésicules séminales.

C'est d'ailleurs dans les tissus qui entourent la prostate que se propage d'abord le néoplasme; au volume que forme la tumeur vient s'ajouter celui des noyaux nés sur le trajet des lymphatiques et au niveau des ganglions; il en résulte que le petit bassin tout entier se trouve rempli par une masse énorme, englobant les organes voisins quand elle ne pousse pas de prolongements dans leur intérieur; il est probable que les lymphatiques, malades d'abord deviennent le point de départ de nouveaux centres de propagation; mais le point caractéristique de cette infection ganglionnaire est qu'au lieu de retrouver des petits ganglions durs, ce sont ordinairement des masses volumineuses que l'on rencontre, masses atteignant parfois le volume d'un œuf de poule comme dans une observation de Wyss dont je parlerai plus loin. De ces ganglions partent ensuite des prolongements qui envahissant le tissu cellulaire se portent, soit vers la partie postérieure du bassin, soit vers l'étage inférieur du périnée, soit vers l'ogive pubienne et le détroit supérieur; il semble selon une expression de notre maître que « le néoplasme semble vouloir s'échapper par les diverses échancrures du bassin ».

Sur les parties latérales de la prostate les lymphatiques rampent le long du bassin aussi trouve-t-on souvent à l'autopsie, une partie de l'os des îles attaquée par le néoplasme; dans une observation d'Hallé il existait, bien que la maladie n'eut guère encore qu'un an de durée, un volumineux noyau dans la branche ischio-pubienne gauche. La néoplasie contournant le rectum ou l'envahissant gagne même le sacrum; puis fusant le long des vaisseaux fessiers et des nerfs du plexus sacré elle fait irruption à la cuisse.

Un bel exemple de cet envahissement en arrière nous est fourni par un malade dont M. le professeur Guyon a parlé dans une de ses cliniques de 1886.

Observation VIII

Un malade relativement jeune, de 34 ans, entre salle Saint-Vincent en octobre 1886, il se plaint depuis un an environ de douleurs sourdes; quelques années auparavant il a eu à plusieurs reprises des accès de coliques néphrétiques.

Le début fut marqué par quelques douleurs pendant les mictions, symptôme qui ne tarda pas à s'aggraver et auquel vint ensuite s'ajouter de la difficulté, ce qui l'obligea à se sonder pour vider sa vessie.

Son état général s'altéra très rapidement, il maigrit, devint pâle; des douleurs atroces firent leur apparition au devant de l'échancrure sciatique, s'irradiant vers la cuisse et la région lombaire.

A l'entrée du malade on constata une tuméfaction du périnée

pour laquelle le diagnostic infiltration d'urine fut d'abord porté, mais à l'incision il ne s'écoula que du sang.

Le toucher prostatique décela la présence d'une vaste tumeur remplissant le petit bassin.

L'état cachectique s'aggrava rapidement et il succomba au milieu de novembre.

Autopsie. — On trouva une énorme tumeur prostato-pelvienne en forme de croissant s'enfonçant vers les échancrures sciatiques qui étaient complètement envahies, si bien qu'en enlevant la peau des fesses on tombait presque d'emblée sur la tumeur devenue presque superficielle ; celle-ci était irrégulière ; sa partie gauche était plus volumineuse; en arrière elle s'arrondissait dans la courbure sacrée, en déjetant le rectum qui n'était pas envahi ; la base de la verge était atteinte par le néoplasme ; les ganglions inguinaux étaient engorgés.

Je ferai remarquer, à propos de cette observation, que la forme de la tumeur en croissant est assez exceptionnelle ; dans d'autres cas le développement est plus rapide d'un côté.

A cette propagation de la tumeur en arrière peut être opposée son extension en avant ; dans certains cas la néoplasie gagne l'ogive pubienne et peut parfois être sentie par le palper en arrière de la symphyse. Dans l'observation XVI, il existait même des noyaux carcinomateux dans les corps caverneux, mais j'ignore s'ils étaient reliés à la masse située contre le pubis.

Mais cet envahissement purement pelvien n'est qu'un premier stade d'une extension continue et rapide ; les ganglions iliaques dégénèrent à leur tour, forment des masses de même nature, englobant les vaisseaux iliaques, oblitérant leur calibre; le fait suivant que nous empruntons à Moore offre un exemple curieux de cette propagation.

OBSERVATION IX (RÉSUMÉE) (1)

Un homme de 33 ans entre le 10 janvier 1852 à l'hôpital, présentant une œdème considérable du membre inférieur gauche, la fosse iliaque gauche est remplie par une tumeur pulsatile volumineuse; les pulsations en sont isochrones aux battements du cœur et leur énergie augmentée quand on comprime l'artère fémorale; la tumeur présente des parties de consistance différente; bruit de souffle éclatant; on trouve dans l'aine quelques ganglions durs.

Le malade raconte qu'il y a 3 mois ses deux genoux se sont gonflés; l'enflure a disparu ensuite à droite; il y a un mois il a constaté enfin un peu de fréquence des mictions surtout nocturne.

Au bout de quelques jours de repos l'œdème et les battements disparurent puis ne tardèrent pas à réapparaître, aussi Moore porta-t-il le diagnostic d'anévrysme de l'artère iliaque externe; la ligature de l'iliaque primitive fut pratiquée et le malade succomba 43 heures après.

Autopsie. — Péritonite. Les reins présentent de petits noyaux blanchâtres, mous. La vessie est saine; dans le bassin existe une tumeur située entre le rectum et la prostate et faisant corps avec elle; la vésicule gauche est englobée dans la masse.

Toute la masse est traversée par des bandelettes fibreuses entre lesquelles existent des foyers mous.

A droite, dans la fosse iliaque, une petite masse ganglionnaire dure sous l'iliaque externe.

Toute la fosse gauche est remplie par une masse d'aspect encéphaloïde au-dessus de laquelle est tendue l'iliaque externe;

(1) Med. chirurg. Trans., t. XXXV.

l'iliaque interne est en arrière; la fessière, l'ischiatique la traversent.

Les ganglions lombaires et rétro-péritonéaux forment de grosses masses encéphaloïdes.

Puis le néoplasme gagnant encore du terrain les ganglions situés le long de la colonne vertébrale se prennent à leur tour; le tissu cellulaire se modifie et l'on arrive à trouver une énorme masse; une sorte de gangue dure entourant l'aorte et la veine cave, le hile du rein, la partie supérieure des uretères.

Cet envahissement rapide se comprend puisqu'il se fait dans des vaisseaux en rapport immédiat ou médiat avec la prostate; mais je dois signaler maintenant un fait en apparence contradictoire. Il n'est pas rare en effet de trouver les ganglions inguinaux soit d'un côté soit des deux devenus durs, plus volumineux. Lorsque l'anus est envahi comme dans notre observation I; lorsque l'étage inférieur du périnée est attaqué par le néoplasme comme dans l'observation VIII ou dans le cas de Brée (1), le fait se comprend aisément. Mais lorsque l'anus est intact, que la partie superficielle du périnée a gardé toute sa souplesse on est naturellement entraîné à chercher une explication de cette anomalie apparente. L'urèthre antérieur serait-il envahi? le plus grand nombre des observations sont muettes sur ce point, mais je dois faire remarquer que pour sa part notre éminent maître M. Guyon a constaté trois fois cette propagation. Je rappelle aussi que mon ami N. Hallé a noté chez le malade dont l'his-

(1) *Med. Times*, t. XIII.

toire est relatée à l'observation XVI de ce travail, que les corps caverneux contenaient des noyaux carcinomateux. Cette explication est sans doute plus logique que celle qu'avance Jolly, quoique d'après Broca (1) le cancer du testicule puisse également amener une adénopathie inguinale.

Il faut d'ailleurs avouer que certains faits semblent donner raison à Jolly ; dans les cas où l'adénopathie inguinale existe, on sentirait toujours par la palpation de volumineuses masses ganglionnaires dans les fosses iliaques. Je dois donc reproduire ici l'explication que Broca donnait de cette propagation bizarre.

« On peut d'ailleurs admettre (2) que les vaisseaux « afférents des glandes primitivement envahies sont oblitérées par l'induration cancéreuse, et qu'il y a en « quelque sorte reflux dans les ganglions sous-jacents, « de la lymphe arrêtée dans sa marche ascendante et des « matériaux qu'elle charrie. »

Sans donner à cette propagation toute l'importance que lui attribue Jolly j'ai dû pourtant attirer l'attention sur elle mais dans les observations publiées depuis son mémoire je n'ai trouvé le fait relevé que peu de fois.

III

Mais que deviennent dans cet envahissement les organes du petit bassin? Dans certains cas ils sont

(1) Broca, *Traité des tumeurs*, t. I, p. 268.

(2) Jolly. Essai sur le cancer de la prostate. *Archives de médecine*, 1869.

envahis dans un bref délai ; dans d'autres au contraire ils offrent une résistance inattendue sans qu'il soit facile de donner l'explication de ce fait.

La propagation du cancer prostatique au rectum sans être aussi rare que le croit Jolly n'est cependant pas commune.

On trouvera dans le chapitre quatrième un bel exemple de ce mode de propagation ; mon ami et collègue F. Rollin m'a remis l'observation suivante qu'il a prise dans le service de notre maître M. Guyon.

Observation X (Inédite)

Le nommé Bourette entre le 1er mars 1887 à la salle St-Vincent ; ce malade se plaint de fréquentes envies d'uriner depuis 2 mois environ ; il lui est nécessaire de déployer de grands efforts, mais la miction n'est pas douloureuse ; les urines sont claires, jamais le malade n'a pissé de sang.

Les symptômes rectaux au contraire sont très accusés ; il existe un ténesme rectal très marqué ; les selles volontaires sont presque abolies.

Il n'existe pas de douleurs irradiées dans la sphère du sciatique et du plexus lombaire.

L'état général est mauvais ; la voix est un peu voilée, mais le malade ne tousse pas ; il est amaigri et la perte des forces a été rapide.

L'exploration démontre que l'urèthre est libre et que la portion membraneuse est seule douloureuse ; par le toucher rectal on sent une prostate volumineuse tombant sur le coccyx et se moulant sur la concavité de cet os ; la tumeur est dure, irrégulière, arrondie ; à droite elle présente quelques bosselures, à gauche au contraire elle semble demi-fluctuante ; sur la muqueuse rectale même on sent nettement quelques saillies ressemblant à des choux-fleurs ; latéralement existent deux prolongements vers les branches ischio-pubiennes.

Il n'existe pas d'engorgement des ganglions inguinaux.

4 mars. Le malade a de la fièvre (Temp. vespérale 40°) mais pas de douleurs lombaires ; les urines restent claires, normales.

Sulfate de quinine, 1 gr.

6 mars. Diarrhée très intense, le ténesme rectal persiste.

Le 7. Vomissements bilieux, douleurs épigastriques ; le foie est lisse mais un peu augmenté de volume.

Temp. le soir, 38°.

Le 8. Le malade tombe dans le collapsus et sa famille l'emmène à l'agonie.

Il est évidemment bien regrettable que l'autopsie n'ait pu être faite, mais la sensation fournie par le toucher était si nette que je ne vois guère d'objection possible au sujet de la propagation à la partie terminale du gros intestin ; de plus il n'est pas niable que le néoplasme n'ait débuté par la prostate ; le volume de la tumeur en fait foi.

Dans le cas suivant le point de départ quoique cutable pour moi a été considéré comme rectal plutôt que prostatique.

Il est emprunté à Reverdin (*Bull. Société anatomique*, 1871).

Observation XI (Résumée)

Un malade entre à l'hôpital pour des troubles variés de la miction mais sans retentissement sur les reins.

La prostate sentie au toucher offrait l'aspect spécifié dans l'observation précédente.

On institua un cathétérisme régulier et un mois après le malade succomba dans le collapsus.

A l'*autopsie* on trouva la muqueuse de la vessie saine mais soulevée par une tumeur volumineuse si bien que le col formait un coude brusque avec l'urèthre, cette tumeur était dure, homogène, englobant la plus grande partie de la prostate, les vésicules séminales et toute la partie antérieure du rectum.

Reverdin conclut de ce fait que le point de départ était plutôt périprostatique que prostatique mais ce serait là une observation unique en contradiction avec ce que nous savons sur les néoplasmes de la région.

La propagation du cancer au périnée est liée dans certains cas à la propagation au rectum. J'ai déjà rapporté cette observation de Bennett où un cancer prostato-rectal gagna les téguments périanaux en envahissant une cicatrice due à une fistule anale antérieure et guérie; dans d'autres cas le néoplasme envahit directement l'étage inférieur du périnée en formant une tumeur plus ou moins dure. Brée a rapporté un exemple remarquable de cette propagation.

Observation XII (Résumée)

Le malade était un enfant de 9 mois qui fut pris subitement de rétention d'urine; la vessie remontait jusqu'à l'ombilic. Avec une sonde en gomme élastique on retira une pinte et demie d'urine jaune pâle et trouble; en pratiquant le toucher rectal on sentit une masse dure qui remplissait tout le petit bassin, et qui par sa pression sur l'urèthre empêchait le passage de l'urine; cette tumeur dense, élastique, ne donnait cependant pas de sensation de fluctuation. Elle augmenta rapidement; l'état général devint mauvais, et le rectum se trouva comprimé; bientôt la tumeur fit saillie au périnée au devant de l'anus sous forme d'une nodosité blanche et très lisse.

Autopsie. — On trouve la vessie très dilatée, la tumeur occupait tout l'espace entre le périnée, le rectum et le col de la vessie; elle était blanche, lisse; sa partie externe homogène; sa partie interne avait une apparence vaguement kystique et la matière qui la formait offrait l'aspect d'un cerveau ramolli.

Bien plus commun au contraire est l'envahissement des vésicules séminales; j'ai déjà exposé les raisons qui rendent cette propagation si fréquente.

Sur 58 observations suivies d'autopsie, les vésicules étaient envahies 7 fois.

Mais tandis que l'on trouve dans certains cas la néoplasie formant une masse compacte, englobant la partie inférieure des réservoirs du sperme, traduisant sa marche par la présence de bosselures sur leur partie supérieure, il est d'autres cas où une seule vésicule est atteinte; enfin le néoplasme étant arrivé à un degré d'extension plus considérable il devient impossible de rien distinguer au-dessus de la prostate dans la masse dure qui a entouré les deux organes.

Chez un malade dont la pièce est conservée au musée Civiale, sous le n° 26, cette disposition est très appréciable.

Observation XIII

Kredz Mathias, 62 ans, entre le 18 février 1869, salle Saint-Vincent; il n'a pas eu de maladies vénériennes et ce n'est qu'au mois d'août de l'année précédente qu'il a présenté une hématurie qui a duré deux jours. Il y quatre semaines environ on le sonda, le malade ayant présenté une incontinence; ce cathétérisme provoqua de la douleur et amena une légère perte de sang.

Le 16 février, nouvelle hématurie qui dura 48 heures; depuis le mois d'août ce malade a beaucoup maigri et il arrive dans un état cachectique prononcé; il existe quelques taches pétéchiales sur les cuisses.

A son entrée à l'hôpital on constate qu'il était très athéromateux, le scrotum est œdématié dans ses parties déclives; léger œdème des malléoles.

Les urines sont claires, présentent un léger dépôt, sont alcalines, et ne présentent ni sucre, ni albumine; l'explorateur n° 16, parcourt assez facilement l'urèthre mais cause de vives douleurs au col.

Par le toucher on trouve une prostate très allongée d'avant en arrière si bien qu'on ne peut arriver à sa limite supérieure. Elle est volumineuse surtout à droite où elle présente des bosselures dures et inégales.

A la partie supérieure on ne sent plus de bosselures mais une sorte de plafond rigide et dur qui semble formé par le basfond vésical; on trouve dans l'aine droite un gros ganglion dur et indolent.

Par la palpation abdominale, quoique la vessie soit vide on sent à son niveau une tumeur assez difficile à délimiter mais remontant au-dessus de la symphyse et paraissant très dure.

Le lendemain le malade se plaint d'une constipation opiniâtre qui persiste jusqu'à la mort, malgré l'emploi de purgatifs fréquents.

Le malade maigrit de plus en plus et la cachexie s'accroît. Du côté de la miction aucune amélioration; chaque fois qu'on sonde le malade légère hématurie consécutive, particulièrement lorsqu'on emploie les injections d'eau froide. L'œdème se généralise aux deux membres inférieurs.

6 avril. Douleurs au niveau du rein gauche et de la vessie;

la tumeur vésicale remonte à quatre travers de doigt au-dessus du pubis.

Le 9. Le ganglion de l'aine droite augmente de volume et il en apparaît un autre dans le pli inguinal gauche.

2 mai. Le malade succombe dans le coma urémique.

Autopsie. — Autour de la veine cave, de l'aorte et de leurs branches iliaques, on trouve dans le bassin et la région lombaire une masse de ganglions très volumineux et présentant à la coupe l'aspect encéphaloïde. A l'examen microscopique on trouve tous les caractères d'un carcinome; alvéoles volumineuses; cellules très variées comme forme, un certain nombre présentant des traces de dégénérescence graisseuse.

Le cul-de-sac recto-vésical présente des ahérences qui l'unissent à l'S iliaque, le rectum et la vessie ; on enlève en masse les organes génitaux et pour cela on est obligé de couper en plein tissu cancéreux sur les os du bassin.

Reins très altérés présentant les lésions d'un mal de Bright très avancé, mais sans noyaux cancéreux.

Les uretères et les bassinets sont dilatés; les parois de la vessie, petite, sont épaissies; au niveau du trigone existent quelques bosselures blanchâtres mais, nulle part la muqueuse n'est ulcérée.

Le péritoine vésical est soulevé à la face postérieure par de petites nodosités cancéreuses.

Au niveau du bas-fond de la vessie tout est englobé dans le tissu néoplasique ; on peut à peine séparer la partie inférieure de la prostate qui sur une coupe paraît fibreuse ; à la partie supérieure les vésicules séminales et la partie inférieure des uretères sont confondues dans une masse blanchâtre où l'on ne peut rien isoler.

L'urètbre et les testicules sont parfaitement sains.

A côté de ces cas d'envahissement des vésicules séminales, je signalerai d'une façon succincte quelques lésions accessoires de ces organes. Dans des cas où la partie la plus voisine de la prostate était prise la cavité du réservoir a été trouvée dilatée et sa muqueuse profondément altérée; je renvoie à ce sujet, le lecteur à la thèse de Guelliot (Paris, 1882), en ajoutant que Sydney Coupland, dans 2 autopsies de sarcome de la prostate n'a constaté qu'une sorte d'engainement des réservoirs sans modifications de leurs tuniques (1).

L'envahissement des vésicules séminales, lorsque le néoplasme tend à marcher rapidement n'est que le premier stade d'une lésion que l'on rencontre assez fréquemment dans les autopsies.

En effet, au-dessous du cul-de-sac recto-vésical du péritoine existe une couche de tissu cellulaire qui semble particulièrement favoriser la diffusion de la tumeur.

En envahissant les vésicules, le néoplasme, nous l'avons vu, forme fréquemment une tumeur homogène et volumineuse; dans des cas à la vérité plus rares elle s'étale, constitue une sorte de plastron, recouvrant la face postérieure de la vessie, et, chose beaucoup plus importante, elle s'attaque à la partie inférieure des uretères : je n'ai pas besoin d'insister ici sur les conséquences de ce fait.

C'est sans doute dans ce cas que l'on retrouve au début ces petits noyaux signalés dans l'observation précédente qui aboutissent plus tard à former, selon l'expression très juste de M. Jullien, une sorte de cancer en cuirasse.

Dans ces cas le cul-de-sac recto-vésical ne tarde pas

(1) *Path. Transactions*, t. XXVIII. 1877.

d'ailleurs a être envahi et la tumeur amenant une adhérence entre le rectum et la vessie gène également les fonctions de ces deux organes, lorsqu'elle n'est pas le point de départ d'une perforation; deux observations de D. Mollière rentrent dans cette catégorie de faits.

Cette disposition, si singulière surtout lorsqu'elle coexiste avec l'intégrité de la vessie, est très nette dans une observation de Spanton (voir Observ. XXIX.) Je citerai ici un cas de Bubb (1) non moins probant.

OBSERVATION XIV

Il s'agit d'un individu de 69 ans qui, entré à l'hôpital le 14 mars, souffrait d'incontinence d'urine ayant succédé à une rétention complète. Cette incontinence est probablement de l'incontinence par regorgement, car on sonde le malade et l'on retire deux pintes d'urine acide légèrement teintée de sang et ne contenant que des globules rouges.

Au toucher on trouva une prostate volumineuse et de consistance molle sur certains points.

Le traitement consista en cathétérismes réguliers mais l'incontinence ne tarda pas à devenir définitive; par le toucher on obtenait à ce moment une sensation particulière comme si la prostate eut contenu un gros calcul.

Le cathétérisme fut suspendu et le malade mourut 15 jours après son entrée.

Autopsie. — La vessie volumineuse dépassait le pubis et adhérait à la paroi antérieure de l'abdomen.

La prostate était dure, infiltrée dans sa totalité elle se continuait par une sorte de prolongement remontant le long de la paroi postérieure de la vessie, entourant la partie inférieure de

(1) BUBB. *British. med. Jour.*, 1881.

l'uretère gauche et obturant presque complètement le droit.

Les uretères très dilatés mesuraient presque le volume d'un intestin grêle d'enfant ; les reins étaient kystiques, la capsule surrénale droite suppurée :

Pas de noyaux secondaires mais adhérences pleurales à droite.

En ouvrant la vessie on ne constata la présence d'aucun noyau secondaire, mais la muqueuse offrait au plus haut point les lésions d'une « congestion intense ».

Il est d'ailleurs probable que le néoplasme doit suivre dans ces cas sa marche habituelle; compression du conduit urinifère d'abord; envahissement de ses parois et projection dans sa cavité de bourgeons cancéreux; j'examinerai plus loin quel rôle cette propagation peut jouer dans l'envahissement de la vessie elle-même.

Avant d'aborder ce sujet je dois signaler une disposition assez curieuse quoique assez rare; les parois de l'urèthre envahies par le néoplasme sont détruites et à la place de ce conduit on rencontre une vaste caverne à parois anfractueuses fréquemment rendues irrégulières par l'action de l'instrument employé dans des tentatives infructueuses de cathétérisme. Comme le remarque Jolly, cette rareté de la propagation vers l'urèthre peut surprendre à bon droit puisqu'il n'y a en ce point que la très faible barrière fibreuse décrite par Jarjavay. Nous ferons remarquer cependant que si l'absence de glandes prostatiques dans la partie antérieure de la glande explique la grande rareté du point de départ des tumeurs dans cette portion de l'organe, cette absence pourrait aussi rendre compte du petit nombre de propagations dans cette direction.

Cette propagation existe cependant et elle peut avoir des résultats assez curieux pour que je ne puisse passer sous silence l'observation suivante due à Breschet (1).

OBSERVATION XV (RÉSUMÉE)

Il s'agit d'un malade de 70 ans, entré au mois de mai 1839 à l'Hôtel-Dieu. Il se plaignait d'uriner difficilement depuis 18 mois ; les urines d'abord très troubles devinrent hématuriques. Breschet pratiqua le cathétérisme, tomba dans une cavité qu'il crut être la vessie et fut très étonné de ne pas retirer d'urine. Le malade mourut au bout de 13 jours.

A l'*autopsie* on trouva la vessie médiocrement distendue par du sang noirâtre ; la muqueuse était ardoisée et en quelques points soulevée par des foyers purulents.

La prostate avait le volume d'un œuf d'autruche et tous les caractères d'un encéphaloïde ramolli. Dans chacun des lobes existait un foyer sanguin comparable à un foyer d'hémorrhagie cérébrale. L'un d'eux, le plus petit, communiquait par un petit pertuis avec la vessie ; l'autre avec le canal transformé en une vaste cavité contenant une bouillie molle ; cette communication était probablement due à une fausse route.

Il existait également un néoplasme de la petite courbure de l'estomac.

C'est à dessein que j'ai négligé de parler jusqu'ici de propagation à la vessie. C'est qu'en effet l'opinion généralement admise à ce sujet est en contradiction avec les faits observés. Sans remonter jusqu'aux classiques,

(1) MERCIER. *Recherches sur les maladies des organes génito-urinaires.*

Velpeau, Béraud qui admettent une propagation presque constante à la vessie, sans transcrire ici l'opinion de Fœrster, de Rokitansky qui partagent cette même doctrine; je rapporterai d'une façon succincte d'abord l'opinion de Jolly. « En général la muqueuse vésicale est « détruite, les végétations s'étalent librement dans la « vessie où elles peuvent s'ulcérer à leur tour et former « un vaste ulcère cancéreux.

« Cette dernière lésion est cependant rarement obser- « vée quoi qu'en aient dit Fœrster et Rokitansky, et soit « que la maladie n'ait pas eu le temps d'arriver à cette « période de son évolution, soit que les fongosités aient « peu de tendance à subir cette destruction ulcéreuse, il « est ordinaire de rencontrer ces excroissances molles, « saignant au plus léger contact mais n'offrant point de « trace d'un travail ulcératif. »

Et ailleurs : « Les tubercules cancéreux siègent le plus « souvent au niveau du col ; ils forment là des polypes « plus ou moins pédiculés qui bouchent l'orifice interne « de l'urèthre ».

Thompson est moins affirmatif : « Sous la muqueuse « voisine qui tapisse la vessie on rencontre également « quelques nodules cancéreux ».

Socin (1) admet également une propagation fréquente à la vessie ; relevant cette observation très juste de Jolly que l'extension du cancer de la vessie à la prostate est une chose tout à fait exceptionnelle il explique ce fait de la manière suivante : « La production maligne ne ren-

(1) *Handbuch der Chirurgie*, t. III.

« contre aucune résistance pour s'étendre du côté de la
« cavité vésicale tandis qu'en bas la couche tendue du
« réservoir lui offre un obstacle réel. Quant au cancer
« de la prostate c'est précisément du côté de la vessie
« qu'il trouve le moins de résistance pour franchir les
« limites de la glande.

« L'envahissement de la vessie, affirment MM. Voil-
« lemier et Le Dentu (1), n'est pas chose rare et alors on
« voit le trigone et le bas-fond infiltrés par la production
« morbide représenter comme un prolongement posté-
« rieur de la néoplasie.

« En général c'est sous forme de bosselures multi-
« ples qu'a lieu cette dégénérescence par propagation ;
« bosselures qui soulèvent d'abord la muqueuse pen-
« dant un long temps avant que l'ulcération les conver-
« tisse en fongus.

De ces citations se dégagent donc deux affirmations :

1° Propagation exceptionnelle du cancer de la vessie à la prostate ;

2° Propagation ordinaire du cancer de la prostate à la vessie.

J'admets volontiers que le premier fait est exact bien qu'il me soit facile de citer le fait suivant qui l'infirme quelque peu.

Observation

Pièce XXXV du Musée Civiale, à l'Hôpital Necker, préparée par M. Rendu.

La vessie très épaissie, présente des parois racornies et ratatinées ; sa cavité est fort réduite. Par sa face externe elle

(1) *Traité des mal. des voies urinaires*, t. II.

adhère intimement à du tissu cellulaire fort épais et la dissection en est assez difficile, surtout à la partie postérieure et latérale où aboutissent les artères vésicales. Cette paroi est saine d'ailleurs sauf que la pression fait sourdre du pus des veines.

Il n'en est pas de même de la face interne ; à la coupe on est frappé de l'épaisseur de l'organe (plus d'un centimètre) et en même temps des inégalités qu'il présente. Toute la surface muqueuse en effet est hérissée de saillies fongueuses qui ont leur maximum en avant et latéralement. Ce tissu noirâtre du côté de la muqueuse est blanc à la coupe et fournit un suc abondant.

La prostate est volumineuse, mais non bosselée en arrière ; sur un point existe un noyau ramolli qui communique avec une partie malade du verumontanum. Celui-ci forme une sorte de tumeur conoïde qui est évidemment la cause de la difficulté du cathétérisme pendant la vie. A part ce point, la prostate est trouvée saine à la coupe.

Dégénérescence graisseuse des reins ; généralisation cancéreuse du côté des ganglions pelviens, lombaires (1).

Quant au second terme de la proposition formulée plus haut, je me vois obligé de faire de formelles réserves au sujet de sa justesse. Sans doute je ne puis m'inscrire en faux d'une façon absolue contre elle. Je vais donc exposer sur ce point particulier le résultat d'autopsies nombreuses, consignées durant ces dernières années dans diverses publications. Je dois dire que M. Jullien, dans son article du Dictionnaire pratique a fait déjà de très judi-

(1) Thompson cite également un cas de S. Gibbon, quelque peu analogue ; il existait un cancer de l'estomac, un encéphaloïde de la vessie et un noyau isolé de la prostate.

cieuses remarques sur l'extension vésicale des néoplasmes malins de la prostate.

« Car il est remarquable, dit cet auteur, que la mu-
« queuse n'est alors touchée qu'en dernier lieu, quelque-
« fois même remarquablement intacte, ce qui vient à
« l'appui de notre manière de voir sur la propagation
« par la voie de ces deux troncs lymphatiques qui ram-
« pent sur la face profonde de l'organe. »

Je résumerai donc le résultat de mes relevés de la façon suivante :

La vessie était saine	22	fois.
La muqueuse seule intacte	3	—
La vessie envahie	11	—
La propagation n'est pas spécifiée	15	—

Encore faut-il admettre que dans ces quinze dernières observations la vessie doit avoir été trouvée plusieurs fois intacte ; car l'aspect de la tumeur y est décrit d'une façon assez complète, et les auteurs n'auraient point omis de noter l'existence d'un envahissement du réservoir urinaire.

Le mode selon lequel se fait l'envahissement de la cavité vésicale pourrait se ramener à quatre formes d'après les observations.

1° Tumeur circonscrite siégeant généralement au niveau du col.

2° Petits nodules cancéreux, siégeant dans les parois et faisant relief dans l'intérieur de la cavité.

3° Végétations polypeuses ayant envahie le bas-fond et le trigone.

4° Larges fongosités proéminant sous forme de champignons.

Si je joins les deux observations d'O. Wyss aux onze observations que je signale plus haut, je dois faire d'abord remarquer que sur ces treize cas, trois sont rapportés d'une façon trop succincte pour que l'on puisse les faire rentrer dans une de ces quatre catégories.

Comme type de la première forme, je citerai une observation de M. Berger que je rapporte plus loin : « A « l'autopsie on trouva l'urèthre sain et perméable dans « toute son étendue jusqu'au-dessus du verumontanum ; « le col de la vessie était induré et superficiellement ul- « céré ».

Une observation d'Armittage et de sir H. Thompson réalise le deuxième type : « A l'autopsie l'on découvrit « de petites tumeurs dans la paroi musculaire de la vessie « et une plus volumineuse entre la prostate et l'uretère « gauche. »

J'ai trouvé deux exemples probants de la troisième forme. L'un est un sarcome observé chez un enfant par Isambert. L'état de la vessie est ainsi spécifié :

« Le bas-fond de la vessie est rempli de paquets de vé- « gétations semblables à des polypes muqueux ; ces « végétations sont constituées par un tissu lardacé, mou, « cérébriforme.

West a cité un cas analogue (également un sarcome): « Un large polype mou venait de la base de la vessie et « proéminait dans l'urèthre, d'autres productions sem- « blables étaient implantées sur la base de la vessie. »

4° *Forme.* — La description des deux pièces provenant

des malades observés par O. Wyss est formulée de la façon suivante :

« A la partie supérieure de la glande, ce tissu se con-
« vertit en une tumeur compacte, uniformément lobulée,
« dont la coupe lisse et jaunâtre montre aussi la dispo-
« sition en lobes de quelques-unes des parties du néo-
« plasme qui fait une saillie de quelques centimètres
« au-dessus-du col ; les lobes latéraux sont également
« transformés en une masse semblable qui du côté gauche
« fait saillie dans la vessie sous forme d'une excroissance
« fongueuse. La portion de la glande située derrière
« l'urèthre envoie aussi dans la cavité vésicale un prolon-
« gement plus mou, plus arrondi qui y pénètre par la
« partie droite du triangle de Lieutaud sans détruire la
« muqueuse. »

Et ailleurs au sujet d'une autre pièce :

« A la partie inférieure de la vessie on trouve une
« demi-douzaine de tubercules blancs, arrondis, qui sou-
« lèvent la muqueuse ; sur le trigone s'élève une masse
« de végétations en choux-fleurs formés de tubercules
« blancs et arrondis, qui a 2 cent. sur 3 et bouche l'ori-
« fice uréthral. »

Je pourrais citer encore une observation de Barton où il est dit que la muqueuse offrait l'apparence d'un gâteau de miel et où il est spécifié que la vessie était envahie.

J'aurais évidemment désiré contrôler soigneusement ces observations, mais l'examen microscopique n'y était que rarement exposé avec détail, et il est malaisé de juger d'une façon certaine. Dans le cas d'Armittage et dans l'observation XIII, l'envahissement de la vessie se comprend jusqu'à un certain point, puisque toute la face postérieure du réservoir de l'urine était adhérente à une masse énorme ; rien d'étonnant à ce que la musculeuse soit devenue le siège d'infiltration limitée, à la suite de l'envahissement de la séreuse. Par contre, lorsqu'il existe des végétations polypiformes, le microscope devient indispensable pour formuler un diagnostic exact; je regrette que l'observation de West ne mentionne pas si l'examen histologique a été fait; dans un cas semblable que je vais relater la nature des productions polypeuses était toute différente de celle de la tumeur prostatique.

Observation XVI (Inédite)

N. Hallé. — Pièce n° 144 du Musée Civiale.

Le nommé J..., 67 ans, entre le 20 juillet 1885, salle Saint-Vincent. Dans sa santé antérieure rien à signaler, ni blennorrhagie, ni syphilis.

Depuis 30 ans, le malade souffre d'hémorrhoïdes.

C'est du mois de décembre 1884 que date le début des accidents actuels.

Sans cause les urines deviennent troubles; les mictions sont fréquentes, mais non pas douloureuses.

En février 1885, il est pris de rétention complète et admis salle Saint-Vincent; on le soigne pour une hypertrophie; le cathétérisme régulier l'améliore et le traitement général aidant, il sort; il est obligé cependant de se sonder toutes les deux heures.

Au mois de mai il est pris de violentes douleurs au périnée, à l'anus avec irradiation vers les fesses, les lombes, les membres inférieurs; tantôt il n'y a qu'une simple pesanteur, tantôt de véritables crises névralgiques.

Depuis quinze jours, il s'est produit à plusieurs reprises des hématuries surtout lorsque le malade reste longtemps debout; les hématuries sont peu abondantes d'ailleurs et l'urine contient des petits caillots.

L'affaiblissement est considérable, l'état général mauvais, la peau sèche, terreuse.

A l'entrée, les urines sont légèrement teintées de sang, puis deviennent bientôt claires, ne laissant qu'un léger dépôt mucopurulent.

Le cathétérisme est facile avec une sonde molle, 14. En se sondant lui-même, le malade rencontre cependant assez fréquemment un obstacle et saigne un peu.

Les douleurs sont constantes; plus marquées à gauche, surtout dans la station assise qui devient intolérable.

Au toucher la prostate forme une masse énorme, très dure, immobile, sans limites nettes; impossible de trouver le bas-fond, le toucher bi-manuel ne donne aucun renseignement particulier.

L'urèthre est libre; avec une béquille on sent un frottement dur dans la prostate, mais on pénètre fortement dans la vessie.

L'exploration métallique pratiquée par M. Guyon démontra qu'il était asez difficile de franchir la prostate et ne donna aucun renseignement sur l'état de la vessie.

Saignement peu abondant, mais durant pendant trois jours.

Traitement : Opiacés, toniques.

Le malade ne tarde pas à s'affaiblir rapidement et succombe le 30 mars après avoir présenté pendant deux jours de la sécheresse à la langue, une température élevée, de petits frissons et finalement après être tombé dans le coma.

Autopsie. — On a grand'peine à enlever le contenu du petit bassin qui adhère au pubis que l'on sépare au niveau de l'articulation de la hanche du reste do l'os des îles.

L'urèthre est normal dans sa section antérieure; la partie

prostatique se présente au contraire sous forme d'une caverne anfractueuse à parois grisâtres contenant un liquide puriforme et des fragments de tissu presque détachés.

L'ulcération n'atteint sur aucun point la vessie, dont la paroi est simplement soulevée par de petits mamelons blancs.

Le fait intéressant est la présence dans la vessie, d'abord du côté antérieur d'une touffe papillomateuse, type, du volume d'une noix formée de filaments grisâtres; à droite ensuite sur la paroi inférieure, on rencontre des tumeurs polypiformes, dont le volume varie depuis celui d'une lentille jusqu'à celui d'un pois; ils sont reliés à la muqueuse par un pédicule très grêle et ressemblent à des polypes des fosses nasales. Ces polypes ont la structure de myxomes. Il n'existe pas de lésions de cystite.

Les uretères qui traversent la tumeur rétro-vésicale sont dilatés, mous, sans urétérite; ils ressemblent à des intestins de jeune enfant, insufflés; leurs parois sont lisses.

Les reins diffèrent beaucoup; le gauche est petit, granuleux, dur à la coupe; il n'existe qu'une mince couche de parenchyme autour du bassinet dilaté et sclérosé; l'urine qui est contenue dans celui-ci est limpide. Le rein droit est très volumineux, rouge foncé; il existe aussi une dilatation du bassinet, mais il persiste une notable épaisseur de tissu rénal, rouge et ecchymotique; la surface du bassinet porte également des traces d'injection et d'ecchymoses.

Dans la branche gauche du pubis existe un noyau carcinomateux dur, infiltré dans l'os; en arrière de la couronne osseuse une masse de même nature probablement d'origine ganglionnaire; la généralisation s'est étendue aux corps caverneux où l'on retrouve des noyaux d'aspect encéphaloïde. Il existe quelques autres nodules de même nature disséminés dans le foie.

Ce diagnostic microscopique dont l'utilité ne saurait échapper après la lecture de l'observation ci-dessus est tout aussi nécessaire pour vérifier l'état réel des parois vésicales lorsque de larges fongosités font saillie dans la vessie ; que l'on se reporte à l'observation de Wyss dont je parle plus haut ; à première vue aucun doute ne semble possible; excroissance fongueuse d'un côté, large polype mou de l'autre ; voilà bien l'aspect d'un cancer largement étalé dans la vessie ; mais que l'on consulte ensuite l'examen microscopique relaté d'une façon très détaillée, que constate-t-on ?

« Les tubercules qui se dirigent vers la partie supé-
« rieure de la vessie se composent d'une trame de tissu
« formant un réseau ténu à mailles fines ; les alvéoles
« sont remplies par un nombre considérable de petites
« cellules rondes. *La muqueuse vésicale est partout*
« *intacte sur les fongosités* (1).

Sans doute je n'irai pas jusqu'à nier la possibilité d'une extension vésicale ; notre ancien collègue Pauffard a déposé au musée Civiale, sous le n° 88, une pièce où le col, la portion prostatique de l'urèthre et le trigone sont absolument détruits.

Il existe, dit la relation de l'autopsie, des noyaux cancéreux dans le foie qui est un peu augmenté de volume rien dans les autres viscères splanchniques.

Les reins sont congestionnés sans noyaux carcinomateux. La vessie est intacte dans ses 2/3 supérieurs sauf un peu d'inflammation et d'augmentation d'épaisseur des parois.

(1) C'est sans doute à cet aspect que Civiale fait allusion en disant: « on croirait que la muqueuse est soulevée par un abcès situé au-dessous d'elle. »

Il existe une destruction complète de la portion prostatique de l'urèthre et du col vésical avec perforation du rectum.

Les ganglions inguinaux et iliaques sont indurés et forment une masse bosselée sans trace de suppuration. Le pubis et ses branches ascendantes sont friables et ramollis ; le périoste est épaissi décollé, semé çà et là de granulations rougeâtres en communication avec le tissu spongieux.

Le canal presque détruit dans sa portion postérieure est intact dans le reste de son étendue.

Il serait donc inutile d'affirmer l'existence d'une sorte de barrière vésico-prostatique ayant un rôle protecteur absolument constant; j'ai simplement désiré montrer que l'envahissement de la vessie est plus rare qu'on ne l'affirme généralement ; que même lorsqu'il semble effectué, il est nécessaire de réserver son appréciation jusqu'à plus ample examen ; les causes elles-mêmes de la propagation nous échappent généralement. Peut-être l'urèthre est-il envahi primitivement et le néoplasme se transmet-il par continuité à la vessie ? Peut-être le néoplasme prenant un grand accroissement en haut est-il l'origine de modifications profondes du côté de la muqueuse du trigone ? Il se passe peut-être dans certains cas ce que l'on observe dans les encéphaloïdes volumineux du sein ayant une tendance à amener une ulcération de la peau? Peut-être aussi l'inflammation de la muqueuse vésicale elle n'est pas indifférente ? Je ne voudrais pas entrer dans le domaine des hypothèses; mais cependant un grand nombre d'observations signalent des lésions plus ou moins avancées de cystite ; dans certains cas la muqueuse offre selon l'expression des auteurs anglais « une apparence velvétique » ; peut-être est-ce à cette même cause qu'il faut rapporter l'existence des petites ulcérations superficielles de la muqueuse (Observation de Spanton) (ou bien un aspect de gâteau de miel (Observation de Barton), ou encore l'existence de prolongements villeux (Observation de Croift), enfin une imprégnation phosphatique à toute la base de l'organe.

Ces lésions qui contribuent encore à compliquer le diagnostic anatomique rentrent évidemment dans le cadre des altérations de la muqueuse vésicale signalées et décrites par notre éminent maitre (1).

IV

J'ai dû décrire séparément les divers prolongements que le néoplasme envoie dans les organes voisins ; envisageant la propagation d'une façon plus générale ; je dois exposer que cette extension se fait en même temps dans plusieurs directions. Je ne connais pas de région où cet envahissement s'accomplisse d'une façon aussi rapide et aussi précoce : les ganglions du petit bassin sont dégénérés et de bonne heure, le tissu cellulaire et les os voisins envahis et toute l'excavation se trouve comblée par une masse énorme adhérant aux os voisins, faisant corps avec eux, envoyant sur le trajet des lymphatiques des prolongements considérables, qui, en quelques mois,

(1) Leçons sur les cystites. *Annales des maladies des organes génito-urin.*, octobre 1887.

occupent toute la partie postérieure de la cavité abdominale. Ces cas sur lesquels je reviendrai au sujet de l'histoire clinique des néoplasmes prostatiques sont d'ailleurs les plus fréquents, et M. le professeur Guyon les étudiant dans ses leçons cliniques de 1886, en a fait un type bien défini sous le nom de *carcinose prostato-pelvienne diffuse*. Cet aspect de la maladie mis si bien en lumière par notre maître est trop peu connu pour que je ne transcrive pas ici l'observation très intéressante de mon collègue et ami F. Rollin. (La pièce est déposée au Musée Civiale.)

OBSERVATION XVII

(Communiquée par mon ami F. ROLLIN.)

Le nommé G..., concierge, 69 ans, entre le 19 février 1887, salle St-Vincent dans le service de M. le professeur Geujon.

Les troubles qui l'amènent sont ceux qu'entraînent la dégénérescence sénile de la prostate, c'est-à-dire fréquence très grande des mictions, plus marquée la nuit, et difficulté qui exige de grands efforts.

Les urines que le malade apporte sont épaisses, visqueuses, ammoniacales; l'insuffisance intellectuelle du malade ne permet pas d'obtenir de renseignements précis de lui. D'ailleurs au début les troubles fonctionnels peu marqués ne l'avaient pas inquiété; ce n'est que depuis deux mois qu'ils se sont aggravés.

C'est à ce moment que la fréquence s'est montrée et que l'incontinence nocturne a fait son apparition.

Les forces ont décliné rapidement et l'état général est devenu peu satisfaisant. Jamais le malade n'a eu d'hématurie ni rendu de gravier; la voiture et les chocs n'amènent aucune douleur.

En examinant le malade on remarque que la vessie remonte jusqu'à l'ombilic, et en le sondant, ce qui est facile, on constate que la quantité d'urine évacuée n'est pas en rapport avec la hauteur qu'atteint le sommet de la vessie.

L'examen du bas-fond donne l'explication de ce fait ; le bas-fond est soulevé par une tumeur de la prostate, qui est dure avec de nombreuses bosselures saillantes ; la limite supérieure de la glande est impossible à apprécier ; les limites latérales sont confuses ; on s'aperçoit alors que les ganglions inguinaux sont durs et la palpation des fosses iliaques indique également la présence de masses volumineuses.

M. Guyon porte le diagnostic de carcinome prostato-pelvien Le toucher cause des douleurs locales ; il existe en même temps des douleurs irradiées sans trajet fixe.

Hydrocèle à gauche.

Le lendemain on sonde le malade; malgré les lavages les urines deviennent toujours plus fétides ; de violentes douleurs apparaissent dans la verge, les bourses, le bas du ventre, les membres inférieurs.

Le moindre contact arrache des cris au malade.

Le 7 mars. Signes de broncho-pneumonie ; la langue se sèche, les urines diminuent et le malade meurt le 8 avec une température basse.

Autopsie. — A l'ouverture de l'abdomen on constate que la vessie est élevée au-dessus du pubis et remplit une grande partie du petit bassin ; les organes sont fusionnés, adhérents, maintenus unis par une modification du tissu cellulaire sous-péritonéal.

Le péritoine adhère partout, particulièrement au niveau du détroit supérieur; le tissu cellulaire sous péritonéal est transformé en un tissu dur, blanc jaunâtre, criant sous le scalpel. Il est impossible d'enlever les reins dont le hile est englobé et l'on extrait tous les organes abdominaux en bloc en sculptant pour ainsi dire les attaches du mésentère.

En examinant la pièce par sa face postérieure on constate que l'aorte, la veine cave, la partie supérieure des uretères sont perdus dans une gangue néoplasique; le tissu morbide a diffusé partout, la dissection est impossible; au point où les uretères croisent les vaisseaux iliaques il y a fusion entre les deux organes.

Le mésentère est épaissi, présentant des noyaux gris, durs, des ganglions malades sont retrouvés jusqu'au niveau du pancréas.

Les reins sont très altérés; le droit est réduit à une poche à parois minces, présentant à sa surface des cloisons qui le divisent en plusieurs loges aboutissant au bassinet dilaté; le rein gauche, normal comme volume se laisse facilement décortiquer; il présente de petits kystes et à la coupe de grands îlots de tissu blanc jaunâtre brillant.

Les uretères sont dilatés, entourés en bas par le tissu néoplasique dont on ne peut les séparer qu'à l'aide de ciseaux; à droite une grosse masse comprime le conduit, le canal déférent, deux troncs nerveux importants et les vaisseaux spermatiques.

La vessie présente quelques légères irrégularités; le trigone est soulevé par la saillie du lobe médian; la muqueuse est intacte sans ulcérations.

La prostate est uniformément augmentée; elle forme une saillie arrondie, les lobes latéraux forment au dessus de l'urèthre un point néoplasique de 2 cent. d'épaisseur.

L'étage inférieur du périnée est intact; le tissu cellulaire est souple; au contraire dans l'étage supérieur le néoplasme a partout diffusé, comprimant les plexus sacrés et remontant jusqu'au pancréas.

Les deux séreuses vaginales présentent un épanchement ressemblant à du bouillon (cholestérine en grande quantité).

Les testicules sont mous, les épididymes un peu indurés sur certains points.

Le cœur est hypertrophié; les poumons congestionnés; le droit présente un gros bloc d'hépatisation.

L'examen microscopique est relaté plus haut.

V

A côté de ces formes à diffusion de proche en proche, existent des cas où la généralisation est évidente.

J'ai trouvé 18 observations, où l'infection à distance est notée et les organes suivants sont frappés avec une très inégale fréquence.

Foie.	9 fois
Rein.	3 —
Péritonite.	2 —
Crâne.	3 —
Rate.	1 —
Cœur.	1 —
Colonne vertébrale.	1 —
Fémur.	1 —
Plèvre.	1 —
Poumon.	1 —
Téguments	3 —

La propagation du néoplasme aux viscères se fait, d'ailleurs, tantôt par l'intermédiaire des masses ganglionnaires que nous avons décrites ; dans d'autre, cas, au contraire, par une véritable infection par embolie comme dans le cas suivant.

Observation XVIII (1)

Le malade dont il s'agit, était entré trois mois auparavant dans le service de M. Gosselin, et n'avait d'abord presenté que les signes d'une hypertrophie prostatique.

(1) Berger. *Société anatomique*, 1871.

On trouva par le toucher une tumeur volumineuse, que l'on regarda comme cancéreuse, d'autant plus que des hématuries survinrent et que l'état général devint rapidement mauvais ; quatre jours avant la mort, tuméfaction de la région latérale droite de la face.

A l'autopsie, on constata que l'urèthre était sain, mais en arrière existait une tumeur volumineuse, remontant jusqu'à l'abouchement des uretères, englobant les vésicules séminales adhérant au rectum.

Noyaux cancéreux très nombreux dans le foie, ressemblant par la disposition à des noyaux métastatiques ; les uns sont ramollis, d'autres à un degré moins avancé de dégénération.

A la face, un foyer sur le trajet de l'artère mentonnière avec infiltration générale de tous les tissus.

Je n'ai pas besoin d'insister sur les remarques faites à ce sujet par le présentateur de la pièce à la Société anatomique, remarques qui mettent en pleine lumière le rôle qu'ont joué l'altération des plexus veineux périprostatiques ; le fait est important par lui-même puisqu'il prouve, contrairement à l'opinion de Lücke, que l'infection à distance peut se faire par la voie veineuse.

L'observation IV de mon mémoire est, d'ailleurs, à rapprocher de celle de M. Berger ; que l'on s'y reporte et l'on y trouvera une modification profonde des veines dilatées et contenant même des phlébolites ; consécutivement embolie veineuse provoquant la formation des noyaux intra-myocardiques.

Les lésions du foie sont d'ailleurs tantôt limitées, tantôt constituées par une sorte d'infiltration sous la capsule ; cette dernière lésion a été retrouvée également à la rate.

Sur le péritoine, on retrouve ordinairement un semis de petits nodules blanchâtres accompagnés de lésions de péritonite vulgaire (Schwartz, Warton).

Je me contenterai enfin, de faire remarquer les divers aspects que peut prendre la généralisation à la peau : noyaux disséminés ; tumeurs plus volumineuses siégeant aux fesses ; au niveau des côtes (observation d'Oswald) (1), gonflement sans limites bien définies, à extension rapide prenant naissance sur le trajet d'une branche artérielle de quelqu'importance (observation de M. Berger).

A ces lésions communes à toute néoplasie maligne s'en ajoutent d'autres qui dépendent du fonctionnement incomplet de l'appareil urinaire.

J'ai déjà parlé de la cystite ; il me reste à indiquer les lésions rénales d'autant plus fréquentes que le cancer prostatique frappe surtout des individus chez lesquels la sénilité a déjà imprimé sa marque.

Dans certains cas, il y a simplement dilatation des uretères et bassinets ; le rein est volumineux et pâle.

Mais lorsqu'il y a, et c'est le cas le plus fréquent, inflammation rénale, on trouve à l'autopsie un rein volumineux, dont la substance sécrétante réduite à l'état de coque recouvrant une vaste poche, est le siège des lésions de la néphrite interstitielle.

D'autre part, s'il y a communication de la tumeur et des conduits et non compression simplement, le rein est exposé à toutes les conséquences qui découlent de ce fait anatomique, c'est-à-dire, tantôt une suppuration dif-

(1) Oswald. *Med. Times*, 1883.

fuse de tout l'organe, tantôt de petits abcès miliaires. Je ne veux pas m'étendre sur ce sujet, qu'il me suffise de dire qu'en général l'uretère reste partiellement perméable, et que ce n'est qu'exceptionnellement que l'on signale la rupture de ce conduit.

D'autres lésions peuvent encore être retrouvées à l'autopsie, telles sont les phlébites (Guyon, Charrin), et toutes les altérations dépendant d'une rupture de la vessie ou de l'uretère : phlegmon de Retzius, péritonite généralisée, etc., éventualités amenées généralement par une erreur dans le traitement (cas de Wesseler).

CHAPITRE QUATRIÈME

SYMPTOMES ET MARCHE

I

Le cancer de la prostate n'est point une affection à début bruyant. J'entends par là qu'elle ne se révèle au début que par quelques symptômes de valeur diagnostique bien restreinte et qu'elle reste pour ainsi dire latente pendant un espace de temps relativement prolongé; de là sans doute la rapidité apparente avec laquelle évoluent certains cas, rapidité bien surprenante même lorsqu'il s'agit d'un néoplasme malin.

Fait plus important encore, ces symptômes de début ne diffèrent pas de ceux que l'on observe dans les autres affections de la prostate : rétention plus ou moins complète d'urine, ou bien troubles dans le fonctionnement du rectum sont deux aspects cliniques qui résument d'une façon exacte les symptômes initiaux du cancer de la prostate.

Je dois ajouter d'ailleurs que l'âge imprime à l'aspect du début de la maladie des caractères très tranchés.

Dans le plus grand nombre des cas, ai-je dit, les néoplasmes malins surviennent chez des gens âgés et chose curieuse les symptômes par lesquels il se traduisent rappellent d'une façon frappante ceux que présentent les prostatiques. C'est généralement la fréquence des mictions qui attire d'abord l'attention du malade; celui-ci est réveillé la nuit par le besoin d'uriner; la miction est parfois un peu pénible, mais en général peu douloureuse; dans certaines observations l'émission des dernières gouttes semble cependant s'accompagner de contractions vésicales très énergiques et douloureuses. Rien en somme de caractéristique; ce sont là des troubles pouvant aussi bien être rattachés à une augmentation quelconque du volume de la prostate.

Les accidents surviennent d'ailleurs quelquefois d'une façon plus brusque. Comme chez les prostatiques, à l'occasion d'un excès quelconque, une rétention se produit, complète, aiguë, passagère d'ailleurs, puis le malade est rendu à son état de santé normal. D'autres fois cette rétention n'est que la manifestation bruyante d'un état dont le malade se doutait à peine; la vessie sous l'influence de l'accroissement de la tumeur ne se vide plus et cet état se traduit par son cortège habituel de symptômes : polyurie, exagération de la fréquence, etc.

La durée de ces accidents prémonitoires peut être fort longue ; M. le Dr Quénu nous a parlé d'un malade qui pendant 3 ans ne souffrit pas d'autres accidents et chez lequel les symptômes caractéristiques des néoplasmes malins se montrèrent immédiatement avec la plus grande acuité, si bien qu'à partir de ce moment la maladie évolua en 3 mois.

M. Guyon a parlé, dans une clinique faite en octobre 1886 à Necker, d'un malade en tout point semblable chez lequel le traitement habituel des prostatiques, c'est-à-dire l'évacuation et le lavage méthodiques produisirent même une très notable amélioration.

Chez ces pseudo-prostatiques il existe cependant quelques traits dans le tableau qui ne cadrent pas avec ceux que l'on rencontre dans les cas ordinaires.

Les douleurs sans être marquées sont plus accusées ; il existe une sorte de pesanteur au périnée ; dans un cas communiqué par mon ami Gellé (Observation XXI), chose curieuse cette sensation était évidemment sous l'influence de la congestion et la station assise l'augmentait notablement. Socin fait également remarquer qu'il existe au début des douleurs impossibles à rattacher à la compression d'un tronc nerveux important. Dans quelques cas très rares la fin de la miction, je l'ai dit, est très pénible, mais au lieu de l'expulsion finale de pus, le malade voit avec terreur quelques gouttes de sang apparaître au méat.

Chez l'enfant au contraire absence de troubles prémonitoires. Toutes les observations concordent absolument à ce sujet ; la rétention complète aiguë est de règle et cette rétention survient d'emblée chez un individu en état de santé parfaite selon toutes les apparences. Je résume ici une observation très typique à cet égard.

Observation XVIII (1)

Enfant de 8 ans 1/2 apporté à l'Enfant-Jésus pour une rétention complète ; 6 mois auparavant il avait déjà été sondé par

(1) Isambert. *Bulletin Société anat.*, 1853.

Segalas avec quelque difficulté et avait semblé radicalement guéri.

Deux mois auparavant, mêmes accidents et en janvier 1853 troisième atteinte ; Guersant introduit une petite sonde en argent qui n'arrive pas jusqu'à la vessie, mais semble s'enfoncer dans une fausse route ; une sonde à mandrin pénètre enfin ; les tentatives ont amené du sang.

La sonde à demeure est posée en juin, mais cause de telles douleurs que le malade ne peut la supporter et meurt le 19 juin.

A l'*autopsie* on trouva une volumineuse tumeur sarcomateuse de la prostate ayant envahi les ganglions pelviens et la vessie.

En somme, tous ces symptômes attirent suffisamment l'attention du côté de la sphère génito-urinaire pour qu'une méprise puisse être évitée ; il est d'autres cas au contraire où une erreur s'impose presque ; un malade consulte notre excellent maître M. Segond pour des douleurs spontanées très vives du côté du rectum, un écoulement glaireux, purulent par l'anus, du ténesme, des épreintes, des besoins fréquents d'aller à la selle ; aucun symptôme du côté de l'urèthre ; le toucher décèle plus tard l'existence d'une tumeur prostatique ; ce début purement rectal était sans doute le premier stade de cette forme que je décris plus loin et dont j'ai réuni une dizaine de cas.

Est-il possible dès ce moment d'affirmer l'existence d'un néoplasme malin ? je le crois au moins pour un certain nombre de malades ; M. Quénu nous a parlé d'un malade venu à l'hôpital Beaujon et qu'il n'avait pas malheureusement pu revoir ; chez cet individu, la prostate n'était pas très augmentée de volume, mais on sentait par une exploration attentive un noyau *très dur* gros comme une noix siégeant plus près de l'extrémité antérieure que de la base de la glande; cette masse contrastait très nettement par sa consistance avec le reste de l'organe.

Quoi qu'il en soit, j'ai voulu mettre en lumière que les caractères très tranchés de l'affection, surtout lorsqu'elle prend son allure si particulière, lorsqu'elle diffuse partout en un mot, sont précédés de quelques symptômes communs à d'autres maladies et je crois que l'on pourrait décrire une période latente du néoplasme présentant deux formes distinctes, l'une urinaire, l'autre rectale; ces deux formes se retrouvent d'ailleurs dans la marche de la maladie que nous allons étudier méthodiquement.

II

Je ne reviendrai pas longuement sur les symptômes urinaires; comme le font remarquer Rollet et Jolly, ce ne sont que des symptômes d'ordre purement mécanique; même lorsque la prostate a pris un accroissement considérable, bien plus considérable que dans l'hypertrophie des prostatiques, les symptômes et troubles fonctionnels ne sont guère plus accusés que dans cette maladie.

J'ai déjà signalé la rétention d'urine; ce symptôme est très habituel dans la maladie qui nous occupe; malheureusement un certain nombre d'observateurs ne donnent que des indications très sommaires sur le genre de troubles présentés par leur malade.

La rétention complète se retrouve chez environ la moitié des malades, mais tandis que chez les uns elle s'établit d'une façon continue, chez d'autres elle est soumise, au contraire, à des disparitions quelquefois assez régulières; faut-il rattacher ces faits bizarres à la présence d'un prolongement de la tumeur intra-vésical, pédiculé et obturant l'urèthre (cas de West).

Les phénomènes que nous avons signalés au début, s'accusent également; à mesure que la tumeur s'accroît l'évacuation complète devient plus difficile et si l'on songe que la plupart des malades sont des séniles, des dégénérés, les troubles généraux qu'entraîne la rétention incomplète ne tardent pas à faire leur apparition;

La fréquence est plus grande encore, la polyurie constante; les efforts nécessités par l'acte de la miction plus considérables; comme chez le prostatique, l'urine rejetée est fréquemment trouble; les dernières portions évacuées surtout; d'ailleurs comme chez ces malades, il est facile de se rendre compte que ce trouble vient de la vessie en employant la petite manœuvre des deux verres.

Parfois un autre élément important vient se surajouter; comme chez les prostatiques la rétention incomplète entraîne de la cystite dans un certain nombre de cas et la douleur s'accuse très nettement à la fin de la miction.

L'incontinence est au contraire assez rarement signalée dans les observations et à ce sujet je dois d'abord faire remarquer que là encore l'incontinence peut être la conséquence d'une rétention complète et n'être que de l'incontinence par regorgement; c'est même le cas le plus fréquent.

Cependant cette incontinence doit tenir évidemment à d'autre causes, en première ligne desquelles je dois signaler, l'envahissement de l'urèthre;

Dans l'observation XIII cette incontinence résista à tout traitement; même chose dans celle de Zahn (Observ. IV), même chose dans une observation de Bubb (1).

Je préfère mon explication à celle de ce dernier auteur qui pense que la destruction du sphincter vésico-prostatique joue le rôle principal; or cette incontinence porte aussi bien sur le jour que sur la nuit, ce qui suppose naturellement la destruction du sphincter de la portion membraneuse.

Tout ce complexus symptomatique peut d'ailleurs acquérir une plus ou moins grande intensité et j'opposerai à ce sujet le malade de l'observation XXV à celui dont je vais rapporter l'histoire; d'une part jeune homme, rétention incomplète, polyurie, mais pas d'autre manifestation, de l'autre, état extraordinairement grave.

Observation XIX (Inédite)

Communiquée par mon ami F. Rollin.

Le nommé Blès, âgé de 53 ans, se présente le 12 mai 1887 à la consultation du service de M. Guyon à l'hôpital Necker. Ce qui frappe d'abord c'est son état d'amaigrissement.

Il existe dans son passé une blennorrhagie et une syphilis

(1) Bubb. Carcinoma of Prostate. *Brit. Med. Journal*, 1881.

dont il porte encore quelques manifestations pour lesquelles il se fait traiter à l'Hôpital St-Louis.

Il y a 20 ans, il a été soigné par Amussat, probablement pour une cystite blennorrhagique par le cathétérisme.

C'est il y a 8 mois qu'ont débuté les premiers accidents ; en réalité ce qui domine actuellement ce sont les symptômes de dysurie et de cystite ; le bas-ventre est spontanément douloureux ; le jour, les mictions surviennent environ toutes les 20 minutes, la nuit le malade se lève dix fois environ pour uriner.

Les urines sont troubles, boueuses ; jamais il n'y a eu d'hématurie ; constipation opiniâtre depuis quelques mois et impossibilité presque absolue d'aller à la selle, ténesme rectal.

La vessie n'est pas très sensible à l'exploration, elle est peu contractile ; les urines qu'on en retire sont troubles ; en traversant la prostate le cathéter donne la sensation très nette de deux ressauts.

Le toucher rectal est douloureux et permet de reconnaître immédiatement une glande très volumineuse, arrondie par sa face postérieure mais sur les côtés commençant à s'étendre par deux prolongements latéraux faciles à délimiter en combinant le toucher rectal et le palper hypogastrique ; on trouve des ganglions volumineux durs dans l'aine droite et dans la fosse iliaque du même côté.

Les douleurs irradiées font défaut.

Mais il existe encore un élément de diagnostic qu'il ne faut pas négliger, l'examen des urines. Outre que l'augmentation de leur quantité indique probablement une stagnation vésicale, leur aspect doit être soigneusement examiné ; sans doute cet examen n'a dans la plupart des cas qu'un résultat tout à fait secondaire mais quelques auteurs ayant signalé l'expulsion de fragments de la tumeur, cette recherche est nécessaire ; je pense d'ailleurs que le fait est si rare qu'il a beaucoup moins d'importance que certains pathologistes ne veulent lui en attribuer. J'en dirai autant d'un symptôme regardé comme presque constant dans les néoplasmes malins de la prostate et qui au contraire d'après mes relevés m'a paru manquer le plus souvent.

L'existence des hématuries est indéniable, mais beaucoup moins fréquente qu'on ne l'a avancé ; je n'oserai même pas dire avec M. Jullien que l'hématurie est pour le cancer de la prostate ce que l'hématémèse est pour les néoplasmes de l'estomac. Sur 79 observations où les symptômes sont signalés d'une façon explicite, je relève 21 fois qu'il y a eu émission à une ou plusieurs reprises de sang en quantité plus ou moins abondante. Ces hématuries pourraient d'ailleurs être distinguées sous trois formes différentes.

1° Hématurie très légère consistant en quelques gouttes à la fin de la miction, ou plus rarement au début de celle-ci.

2° Hématurie légère ; le sang est mélangé à l'urine.

3° Hématurie grave ; le sang est parfois pur, parfois mélangé à de l'urine.

Rien d'étonnant, je l'avoue, à ce que l'affection se traduise par l'émission d'une petite quantité de sang ; quoique peu commune ou du moins signalée rarement par les observateurs l'envahissement de la partie antérieure de la glande puis de l'urèthre n'en existe pas moins ; une certaine quantité de sang peut donc être entraîné au début de la miction et d'autre part les contractions énergiques de la fin de la miction sont évidemment faites pour prédisposer à l'issue d'une légère quantité de sang. Les autres hématuries sont cependant plus communes, car je ne connais que 5 observations où les hématuries se produisant à un moment donné de la miction soient notées.

J'ai donc relevé 16 fois sur 79 une hématurie vraie, le sang étant mélangé à l'urine ou étant évacué pendant tout l'acte de la miction, soit naturelle, soit artificielle.

Mais de ces 16 cas j'en retranche 4 au moins où le pissement de sang était manifestement sous l'influence d'un acte opératoire.

Tout le monde connait la facilité avec laquelle un cathétérisme tant soit peu brutal s'accompagne de saignement; logiquement toute tentative sans méthode dans une prostate néoplasique doit être suivie à plus forte raison de cet accident; il est même presque de règle que l'introduction de la sonde la plus prudemment conduite provoque l'expulsion de quelques gouttes ; comme la difficulté du cathétérisme n'est pas rare dans le cancer de la prostate la déduction est facile à faire ; je n'insisterai donc pas plus longtemps sur ce genre d'hématurie.

Les hématuries spontanées affectent en général la seconde forme; le malade qui consulte, qui généralement réclame des soins à l'occasion d'une rétention complète d'urine, se souvient très bien d'avoir rendu une fois ou plusieurs fois l'urine teintée de sang, contenant quelques petits caillots; parfois ce symptôme s'est présenté plusieurs mois avant et ne s'est point reproduit depuis. C'est en effet là un des caractères distinctifs de ce genre d'hématuries de n'avoir en général qu'une durée éphémère; rien qui rappelle ces hématuries prolongées, durables, reparaissant à brève échéance si caractéristiques dans les néoplasmes vésicaux.

Chose plus importante, le malade accuse fréquemment une cause à ces saignements; il s'était fatigué dans le cours de la journée, etc... Je dois ajouter que ce symptôme est exceptionnel chez les enfants.

Les hématuries graves très abondantes « durant des heures et des jours, défiant tous les moyens hémostatiques » (Jolly) sont extrêmement rares; je n'en connais guère que quelques observations (Tyson, Langstaff, Thompson); dans les cas relevés par ces deux derniers observateurs il existait une propagation du néoplasme à la vessie, dans d'autres cas où cet envahissement manque faut-il incriminer l'ulcération d'une portion de ces gros plexus veineux si abondants autour de la prostate?

Je signalerai d'ailleurs qu'il faut se garder d'accepter trop légèrement l'origine prostatique d'une hématurie. Dans un cas de J. Boyd (1) où l'existence d'une tumeur prostato-pelvienne très volumineuse, de symptômes de compression, etc. ne laissait aucun doute sur le diagnostic (vérifié d'ailleurs à l'autopsie), il se produisit plusieurs hématuries abondantes suivies de l'expulsion d'une dizaine de petits calculs.

Quoi qu'il en soit je ne crois pas qu'il faille donner une trop grande valeur à ce symptôme, lui attacher une signification aussi absolue que l'orsqu'il traduit l'existence d'un néoplasme de la vessie; je rappelle, d'ailleurs, que

(1) J. Boyd. *Transct. of the Path. Soc.*, t. XXXIII.

chez des prostatiques atteints de rétention complète une évacuation mal dirigée peut également amener une hématurie très abondante (1).

Le symptôme dont je vais parler est au contraire sinon pathognomonique, du moins susceptible d'acquérir une certaine importance ; je veux parler de la douleur.

Je dois d'abord spécifier que l'on retrouve chez le cancéreux certaines douleurs se rattachant à l'accomplissement de l'acte de la miction ; j'ai déjà signalé la douleur finale chez les individus dont la lésion initiale se complique de cystite ; je passerai rapidement également sur la douleur provoquée par les efforts, chez les malades dont la vessie se vide mal : sensation de brûlure le long du canal, pesanteur périnéale, etc.

Les douleurs spontanées ont au contraire une toute autre importance ; elles aident au diagnostic et même, fait plus important, elles peuvent permettre de le préciser.

Ces douleurs spontanées ne sont pas absolument constantes, je dois l'avouer, quoique dans certaines observations elles aient pu être passées sous silence.

Dans les cas les plus rares elles se rattachent indirectement au fonctionnement de la vessie ; tel malade de Thompson chez lequel elles étaient en général peu prononcées en ressentait d'insupportables dès qu'il était atteint de rétention complète. Un malade de Wyss souffrait en général assez peu ; mais dès qu'une tentative de cathétérisme était exécutée les douleurs prenaient un caractère d'acuité très prononcé. Ces faits sont en géné-

(1) GUYON. *Leçons cliniques sur les mal. des voies urinaires.*

ral exceptionnels d'ailleurs, sauf chez les enfants où les douleurs absolument spontanées sont aussi peu communes que l'hématurie.

Les douleurs n'ont généralement pas un siège limité ; elles affectent toute une région ; dans une première catégorie de malades on les rencontre à la région sacrée ; presque continues elles sont encore augmentées par les efforts de défécation ; dans d'autres cas elles s'irradient de la partie postérieure du bassin vers le bas de la cuisse et même vers les jambes (observation de Adams) ; chez d'autres individus, enfin, elles siègent en avant dans toute la région hypogastrique, plus ou moins violentes, assez atténuées parfois pour ne plus constituer comme dans le cas de Barton que des sensations assez vagues.

Ces manifestations se rattachent évidemment à l'existence d'une tumeur prostato-pelvienne comprimant le plexus sacré, de même que les élancements que le malade ressent dans la direction de la verge ; dans d'autres cas, la tumeur gagnant en hauteur franchit les limites du détroit supérieur et comprime les branches antérieures du plexus hypogastrique d'où douleurs dans les bourses, les parois abdominales (malade de l'observation XXV) dans l'aine (malade de Moore).

Ces douleurs sont tantôt intermittentes, tantôt continues ; dans ce dernier cas elles sont même soumises à des exacerbations encore plus pénibles ; ainsi la station assise était devenue impossible chez deux malades observés l'un par mon ami F. Rollin, l'autre par Spanton ; même fait chez le malade de Halté (1) (Observation XVI) ; chez cer-

(1) Cette forme du symptôme douleur est assez commune.

tains individus le moindre contact devient horriblement pénible, chez d'autres il y a une sensation d'arrachement de la peau du ventre.

Il me serait loisible de m'étendre sur ce sujet, de reproduire les termes des observateurs; j'aime mieux me servir d'une observation de mon ami Gellé que d'essayer de peindre cet état que l'on ne peut guère comparer qu'à celui des tabétiques en proie à une crise douloureuse.

Observation XX (Inédite)

Communiquée par mon ami Gellé.

M. S..., 64 ans, rentier sans antécédents héréditaires, n'ayant eu qu'une fièvre typhoïde vers 30 ans, et jamais d'affection vénérienne, se présente à ma consultation.

Ce malade a mené à Paris dans le commerce une existence très active.

Au mois de mai 1885, donc il y a 2 ans le malade a remarqué un peu de gêne dans les mictions, la fréquence était également plus marquée et le malade souffrait d'une sensation de plénitude rectale.

L'état général est satisfaisant, il y a peu d'amaigrissement, l'appétit est bon, les forces conservées.

Un an plus tard, en avril 1886, tous ces symptômes qui ont augmenté graduellement d'intensité déterminent brusquement une rétention d'urine pour laquelle je suis appelé.

Le cathétérisme se fait facilement avec une sonde molle. Par le toucher rectal on sent une prostate uniformément volumineuse, mais elle ne se délimite pas aisément ; elle se confond avec une surface mollement résistante ; toute cette région empâtée est médiocrement douloureuse à la pression.

Le malade devait d'ailleurs depuis un certain temps vider

incomplètement sa vessie, car la sonde ramène à la fin un liquide louche et même légèrement purulent.

Le lendemain nécessité d'un nouveau cathétérisme; à ce moment éclatent soudainement les signes d'une cystite des plus douloureuses ; lavages boriqués.

Amélioration très lente ; dès que l'on suspend les lavages les symptômes de cystites reparaissent.

Etat général peu satisfaisant ; amaigrissement, pertes des forces et de l'appétit.

Cet état général commençait également à se modifier dans un sens favorable, lorsque apparaissent des douleurs vagues sur le trajet du sciatique, surtout à gauche.

A ce moment le toucher montra une augmentation bien notable de tous les signes spécifiés plus haut. Aussi loin que le doigt peut atteindre on tombe sur une masse résistante qui arrivant au voisinage des sciatiques les comprime et cause des douleurs, très vives, atténuées d'abord par l'usage de suppositoires morphinés, puis reprenant plus fortes et augmentant la déchéance du malade.

La cachexie fait des progrès; cependant en 1886 le malade peut se rendre à Paris où le diagnostic porté est confirmé par M. le professeur Guyon.

Au retour, les douleurs augmentent encore et ne sont plus calmées que par la morphine employée à haute dose.

Cet état interrompu parfois par des accalmies se prolonge jusqu'en décembre.

A ce moment les douleurs à la cuisse surviennent, il y a parésie ; la sensibilité reste intacte ; le membre est très amaigri sans atrophie musculaire.

C'est maintenant dans la ceinture, dans les parois que siègent les douleurs ; elles y deviennent très violentes et il semble au malade qu'il lui faille des efforts considérables pour soulever son thorax ; ces douleurs gagnent les épaules puis les bras (1),

(1) Il y avait sans doute envahissement du rachis. A comparer avec un cas de Thompson.

et le malade succombe en mars 1887 sans troubles du côté des sphincters.

III

J'ai passé sous silence d'une façon préméditée les troubles du côté du rectum.

Ces troubles sont de règle et il est peu de malades chez lesquels le fonctionnement de l'organe ne soit pas entravé à un degré plus ou moins prononcé, mais comme ces symptômes se retrouvent beaucoup plus marqués dans la forme que je vais décrire j'ai négligé d'en parler.

Il est d'ailleurs certains accidents qui n'appartiennent pas seulement aux malades atteints de néoplasme ; je n'en veux que pour exemple les hémorrhoïdes très fréquentes chez les vieillards dont l'appareil génito-urinaire est gêné dans ses fonctions. La pathogénie de ces accidents se comprend d'ailleurs aisément dans le cas où existe un cancer prostatique ; leur caractéristique est d'être beaucoup plus graves que chez les prostatiques par exemple, car la gêne qu'ils amènent dans la défécation vient se surajouter à celle que produit la tumeur.

J'ai déjà signalé la constipation plus ou moins prolongée, les écoulements anaux accompagnés de ténesme comme des symptômes qui doivent attirer l'attention du côté de la prostate ; lorsque la tumeur a pris un accroissement considérable il se peut qu'il existe à peine un peu de ténesme, quelques épreintes et que ces accidents paraissent presque insignifiants à cause de l'acuité des symptômes urinaires ; mais chez d'autres malades au contraire la miction est presque absolument normale et le fonctionnement du rectum presque impossible.

Progressivement les selles deviennent plus rares, plus pénibles; le malade souffre d'un besoin incessant d'aller à la garde-robe et malgré des efforts considérables, l'expulsion des matières ne se fait que difficilement; il n'est pas rare de voir les efforts s'accompagner d'un écoulement de sang plus ou moins considérable par l'anus.

Pendant un certain temps, grâce aux lavements et aux purgations, l'évacuation du rectum est encore possible. J'admettrai même assez volontiers (quoique je n'aie rencontré le fait signalé dans aucune observation) que le symptôme signalé par J.-L. Petit (1) peut, à la rigueur, se rencontrer : je veux parler de la forme que prennent les matières fécales qui seraient amincies ou aplaties, comme passées à la filière, et *cannelées*. Ce que l'on trouve dans le cas d'une tumeur prostato-pelvienne énorme d'une façon certainement exceptionnelle ne se rencontre *jamais* chez les prostatiques comme le fait remarquer mon éminent maître; il n'est jamais inutile de relever certaines erreurs qui tendent à se perpétuer.

Je me suis assez étendu sur le caractère de la douleur pour n'y pas revenir; chez ces malades à symptômes rectaux elle est peut-être plus marquée bien qu'elle puisse manquer d'une façon absolue pendant un temps assez long.

Chez d'autres sujets, la constipation ne suit d'ailleurs pas une marche constamment progressive, tout à coup

(1) *Mém. de l'Acad. de chirurgie.*

survient une diarrhée incoercible qui tend encore pour peu que la maladie soit déjà avancée à épuiser le malade.

Mais il est de règle que l'évacuation du gros intestin devienne toujours plus pénible et finalement impossible, je reviendrai plus tard sur ce mode de terminaison de la maladie.

Ce qui est important, c'est qu'un néoplasme très volumineux de la prostate ayant déjà largement diffusé reste parfois sans retentissement ou presque sur le fonctionnement de l'appareil urinaire. Les quelques observations qui suivent en sont la preuve manifeste. Chose plus remarquable encore les fonctions génitales ne sont pas toujours entravées. Le malade de l'observation XXVI était même devenu satyriasique bien que le produit de chaque éjaculation fut mélangé de sang.

Observation XX (Inédite)

Recueillie par mon excellent ami le Dr Gellé.

Cancer prostato-pelvien; envahissement et obstruction complète du rectum.

M. F..., 78 ans, vient consulter au mois d'août 1886 pour des troubles dans la miction qui remontent à plusieurs années, mais qui vont toujours en s'accentuant.

Son père est décédé à 65 ans, d'une affection stomacale, probablement un cancer; sa mère à 70 ans d'une hémorrhagie cérébrale.

Pas de passé pathologique; le malade est resté robuste et a joui jusque-là d'une bonne santé.

Depuis quelques mois il ressent du côté du périnée une pesanteur, une gêne qui vont toujours en s'accentuant.

La station assise surtout est pénible ; le malade a déjà ressenti des troubles semblables en exerçant la profession d'employé de bureau ; en reprenant plus tard une vie plus active ces troubles s'étaient atténués.

Les envies d'uriner deviennent plus fréquentes ; l'urine sort moins franchement : à la fin de la miction il y a des douleurs et des contractions énergiques de la vessie, pénibles à supporter ; à plusieurs reprises quelques gouttes de sang sont apparues au méat.

Le toucher rectal fait sentir une augmentation notable du volume de la prostate ; le lobe droit est manifestement plus volumineux que le gauche ; il est impossible d'arriver à la limite supérieure de la glande.

Le malade se refuse à une exploration quelconque par le moyen de la sonde.

L'état général est toujours excellent, l'appétit bon, les garde-robes faciles.

Diagnostic : hypertrophie de la prostate.

Traitement : onctions sur le périnée, lavements froids, suppositoires cocaïnés.

En octobre 1886 je suis appelé auprès du malade qui ne peut plus uriner ; à la suite du traitement, il a, dit-il, senti une amélioration manifeste, mais qui n'a pas duré, et depuis une quinzaine de jours les phénomènes primitifs sont revenus ; il existe même plus de gêne, de pesanteur, de difficultés à la miction.

A plusieurs reprises il y a eu en même temps du ténesme, des épreintes et sans des lavements journaliers le malade n'aurait pu aller à la selle.

Depuis la veille au soir, à la suite d'une station prolongée au café, il a été impossible au malade d'uriner volontairement, mais dans la nuit pendant les quelques instants de sommeil qu'il a goûté, il a uriné par regorgement.

En effet le toucher rectal nous permet de reconnaître une

nouvelle augmentation du volume de la prostate, augmentation considérable ; il semble en même temps qu'il existe des bosselures, des points où la consistance est plus molle et que la paroi antérieure du rectum fasse corps avec la tumeur.

Nous pratiquons le cathétérisme avec une sonde bicoudée, facilement, le canal de l'urèthre est libre.

En même temps que l'état local s'était modifié, l'état général s'était également aggravé, l'appétit avait diminué ; il s'était produit un amaigrissement assez notable, le teint sans avoir pris de couleur caractéristique commençait à se modifier.

Bref nous modifions notre diagnostic en admettant qu'il s'agit d'une tumeur maligne ayant surtout tendance à envahir en arrière ; car les symptômes vésicaux sont assez atténués et rappellent ceux d'un prostatique peu avancé.

A partir de ce moment le malade dut avoir recours au cathétérisme, se sondant 2 fois ou 3 fois par jour avec une sonde molle ; les troubles vésicaux se bornèrent là ; il n'y eut ni hématuries, ni douleur, ni modifications qualitatives des urines.

A partir de ce moment toute la symptomatologie se réduisit à deux facteurs principaux : 1° les troubles digestifs résultant de la difficulté croissante de l'expulsion des matières fécales ; 2° la déchéance organique encore activée par la difficulté de la réparation.

Le traitement fut dirigé en conséquence ; on porta des lavements très haut au moyen d'une sonde rectale, des purgatifs légers et répétés amenèrent des évacuations suffisantes.

Un traitement alimentaire approprié (lait, viande crue) fut institué.

Mais si l'existence du malade se prolongeait, nous n'arrivions pas à faire disparaître les douleurs ; les épreintes se répétaient 10 ou 12 fois dans la même journée (même parfois la nuit). Malgré de violents efforts le malade n'obtenait que quelques résultats en appuyant fortement sur le sacrum.

En avril 1887, la santé était toujours très compromise, l'amaigrissement considérable quoique l'aspect ne fût pas celui d'un cancéreux.

Le malade nous apprit à ce moment que chaque fois qu'il se présentait à la garde-robe, il rendait quelques glaires sanguinolentes.

En effet le toucher rectal indiquait la présence de bourgeons volumineux, friables, faisant saillie dans le rectum ; on introduisait bien le doigt dans la lumière encore franchissable du conduit, mais il était impossible d'aller au delà; les lavements même ne pénétraient pas, et il fallait recourir à l'huile de ricin presque quotidiennement; on introduisit en outre des mèches iodoformées dans le rectum.

Au mois d'août se montrent des symptômes d'obstruction complète du rectum; il est impossible d'introduire ni doigt ni sonde de quelque volume; de temps en temps quelques gaz sont rendus.

Le malade accepte d'abord la proposition de créer un anus artificiel ; le professeur Guyon est même prévenu, puis le malade se ravisant repousse toute intervention et meurt après être resté 12 jours sans aller à la selle et après avoir présenté les symptômes d'une occlusion : vomissements fécaloïdes, algidité, etc.

Dans cette observation il existe encore une combinaison des symptômes rectaux et vésicaux; en voici 4 autres où des phénomènes du côté de l'appareil urinaire sont pour ainsi dire nuls.

Observation XXII (1)

L..., 53 ans, consulte le docteur Cooper en avril 1886; il se plaint depuis quelque temps de difficultés pour aller à la selle; il

(1) Fenwick. *British. Med. Journal*, 22 oct. 1887.

y a 15 ans il a eu un rétrécissement blennorrhagique pour lequel il a continué à se traiter au moyen de bougies.

Il n'existe pas de symptômes du côté de la sphère urinaire ; au contraire le ténesme et les douleurs rectales sont très marqués ; le malade a d'ailleurs rendu, 4 mois avant, un fragment de tumeur par le rectum.

Par le toucher on sent une masse grosse comme une orange du côté du lobe droit, élastique et rénitente.

On propose la colotomie qui fut repoussée, peu après il y eut expulsion de sang et de pus par l'anus. On constata alors que la tumeur s'était accrue très notablement et qu'il était impossible comme avant de passer au-dessus ; au toucher on sentit en même temps une large caverne fongueuse ; le canal était rejeté vers la symphyse.

Amaigrissement considérable, diarrhée incoercible ; on pratique la colotomie lombaire, mais le malade fut emporté peu après.

Autopsie. — On trouve une tumeur volumineuse du lobe droit ayant les caractères d'un carcinome ; l'urèthre et la vessie étaient sains. (La pièce est reproduite dans 2 figures.)

Observation XXIII

(Fenwick)

J. T., 62 ans, se plaint depuis un an et demi d'une gêne dans la défécation ; il y a 7 mois rétention passagère d'urine.

Actuellement le malade, robuste, gras, sans le moindre trouble urinaire, il souffre d'une sorte de tension périnéale qui disparaît la nuit. A l'examen on sent une tumeur irrégulière, demi-fluctuante, située à gauche ; on pratique la colotomie en juin 1887.

J. T. va bien ; il est resté gras ; on a régularisé les fonctions intestinales et par le toucher on sent que la tumeur, formée de grosses masses ayant la consistance de la gomme élastique, a obturé le rectum.

Observation XXIV

(Fenwick)

G. J., 74 ans, se présente à l'hôpital en mai 1887 ; il a des envies fréquentes d'aller à la selle et des garde-robes fréquentes.

Pas de symptômes vésicaux. Prostate très volumineuse.

On propose la colotomie et le malade l'ayant refusée meurt en octobre avec des symptômes d'obstruction intestinale.

Observation XXV (inédite)

Recueillie par mon ami Delaunay, interne provisoire et communiquée par M. Brault. (1)

Lelarge, Charles, 17 ans, ferblantier, entre le 17 juillet 1887, salle Lasègue, lit n° 4, dans le service de M. Brault, à l'hôpital Broussais. Pas d'antécédents héréditaires.

Le malade a eu la fièvre typhoïde il y a six ans ; il s'en est bien remis, bien qu'il se plaigne quelquefois de poussées diarrhéiques; en mai 1887, le malade commença à se plaindre de douleurs très vives dans le ventre, d'une sorte de sensation d'arrachement de la peau ; les selles sont possibles, quoique difficiles.

Il existe un léger œdème des jambes et un peu de bouffissures du visage. Les troubles urinaires consistent dans une polyurie assez marquée, le malade remplit son urinal sept à huit fois par jour ; se lève la nuit. Par contre il y a beaucoup de gêne dans la défécation, le malade reste quatre jours sans aller à la selle; 4 à 5 heures après le repas, il souffre de vomissements alimentaires.

(1) Depuis l'impression de ce travail j'ai appris que la tumeur avait été ponctionnée à l'Hôtel-Dieu et que le diagnostic de kyste hydatique s'imposait.

Examen. — Le teint est pâle, l'amaigrissement assez marqué, l'appétit assez bon ; pas d'albumine dans les urines ; le cœur est normal, le premier bruit un peu prolongé.

Le ventre est saillant ballonné, rénitent, il existe un peu de submatité dans les flancs.

Au niveau de l'ombilic on sent une tumeur arrondie à saillie mousse qui se continue vers la fosse iliaque droite et présente une extrémité inférieure incurvée, dure, située sur une ligne allant de l'épine iliaque antéro-supérieure à l'ombilic.

A 8 ou 10 centim. de l'extrémité de cette tumeur on en sent une autre arrondie également qui semble faire corps avec la première.

Le tout représente une sorte de masse longue, oblique de haut en bas et de dedans en dehors ; en outre elle semble divisée dans le sens de la longueur par une sorte de rainure ; la palpation devient difficile en haut, mais il est manifeste qu'il existe une sorte de prolongement formé par des tumeurs plus petites, dont l'une se sent vers le creux épigastrique et d'autres semblent s'enfoncer sous le foie ; la tumeur est mobile, nullement adhérente à la peau ; lorsqu'on communique des mouvements à une extrémité, ils sont transmis à l'autre ; lorsqu'on essaye de mobiliser la tumeur, elle glisse sous la main ; les mouvements produisent une douleur plus ou moins intense.

Matité dans la région lombaire gauche.

Du côté de la fosse iliaque gauche, au-dessus de l'arcade de Fallope, existe également une masse moins volumineuse, surtout moins dure, et presque fluctuante.

20 juillet. La tumeur a un peu varié de place à la suite d'une garde-robe ; elle est à 3 centim. au-dessous de l'ombilic, transversalement, 5 vomissements, le 1er à 10 heures, de couleur jaunâtre avec quelques débris alimentaires ; le 2e et le 3e à 4 heures ; le 4e à 8 heures et le 5e à 10 heures du soir, sont alimentaires.

Le 25. Plusieurs vomissements et garde-robes.

Le 26. Le ballonnement et la résistance ont augmenté ; la tumeur est moins bien sentie.

La quantité d'urine rendue depuis quelques jours varie de 3500 à 4000 grammes; urée augmentée; les vomissements continuent.

Le 30. Une quinzaine de selles dans la journée.

Le 31. 3 selles sans vomissements; urine 4800 gr.

1er août. Urine 5000 gr.

Le 3. La diarrhée persiste toujours; quelques vomissements bilieux. Douleurs lombaires.

Du 3 au 16. Même état, mais la polyurie a diminué; les douleurs ont augmenté; le 16 au soir la vessie remonte jusqu'à l'ombilic; après sondage la tumeur descend à trois travers de doigt au-dessus de l'arcade de Fallope, elle est toujours dure, bosselée.

Il y a du sang dans les garde-robes.

Le 19. On anesthésie le malade: on sent alors une masse derrière le pubis remontant à trois travers de doigt au-dessus, elle semble faire corps avec la vessie qui est vidée; en combinant le palper et le toucher rectal on sent une masse énorme remplissant l'excavation, dont la limite supérieure ne peut être atteinte par le doigt explorateur.

La tumeur fait saillie dans le rectum; la consistance est assez dure; cependant par places il existe des noyaux beaucoup plus mous.

Les mouvements communiqués à la masse prostatique sont transmis à la tumeur abdominale.

26 août. L'état cachectique a augmenté, teint plombé, toujours de la diarrhée.

Le 29. Vomissements. Cet état se prolonge jusqu'au 17 septembre, à ce moment il se produit une amélioration; la diarrhée qui avait déjà disparu du 2 au 4 cesse définitivement, les vomissements s'espacent.

Peu à peu le ténesme rectal a également beaucoup diminué; les selles sont moins pénibles.

L'état général s'est également amélioré; quoiqu'il y ait toujours de la polyurie (5 litres par 24 heures); le malade a engraissé, repris des couleurs et au 15 décembre il ne souffrait presque plus.

A ce moment les masses abdominales étaient dans le même état qu'au mois d'août ; la tumeur de la fosse iliaque gauche semblait cependant avoir pris un accroissement notable et celle de l'excavation pelvienne paraissait plus molle et plus nettement fluctuante.

Observation XXVI (résumée)

Thèse de Letarouilly.

Individu goutteux, sans antécédents héréditaires.

La maladie s'annonça au début par de la douleur périnéale et des difficultés d'aller à la selle.

En mars 1886, bronchite aiguë, puis soudain douleurs abdominales très violentes : on explore le bassin et l'on trouve une énorme prostate très dure ; à la partie médiane existe une sorte de caverne qui communique avec le rectum ; garde-robes très fréquentes ; aucun symptôme urinaire, éjaculations sanglantes ; ces symptômes augmentèrent bientôt d'intensité, il survint un ténesme insupportable ; des irradiations dans la sphère du sciatique.

Vers le mois de juillet amélioration subite, puis rechute en octobre et mort au mois de décembre dans un état de cachexie profonde.

IV

Il est facile de concevoir après cet exposé symptomatologique qu'une exploration soigneuse du malade peut seule permettre de formuler un diagnostic exact.

Les douleurs ont bien un caractère très tranché avec leurs irradiations multiples, leur acuité extraordinaire, mais elles sont insuffisantes pour élucider certains points très importants : état du rectum, fonctionnement de la vessie, etc. La plupart des malades urinent mal et doivent être soumis à l'exploration comme les autres urinaires; cependant je ferai remarquer que c'est dans ces cas surtout que les précautions les plus minutieuses et la méthode la plus précise sont à recommander.

On commencera donc par se servir d'un explorateur à boule, après avoir toutefois préalablement pratiqué l'exploration rectale dont je parlerai tout à l'heure.

Cet explorateur à boule pourra déjà déceler certains faits importants : douleur très vive au niveau de la prostate, sensation de ressaut dans l'urèthre profond ; il donnera également toute latitude pour apprécier l'état de la vessie (sensibilité au contact, etc.); l'instrument choisi devra être à boule volumineuse ; en le retirant on notera, à condition toutefois d'avoir été très doux, s'il existe du sang sur le talon de l'instrument; dans quelques cas exceptionnels on a pu même retirer des fragments de la tumeur, mais le fait est si rare qu'il pourrait presque être passé sous silence, d'autant mieux qu'une certaine brutalité me paraît nécessaire pour obtenir un tel résultat.

Après cette exploration, il est nécessaire de se rendre compte de la façon dont fonctionne la vessie ; comme chez les prostatiques, mais encore avec plus de précaution si possible, on introduira soit une sonde molle, soit une sonde béquille et l'on sera rapidement édifié sur la manière dont le réservoir urinaire se vide ; il est en effet très important chez ces malades d'éviter les conséquences d'une rétention incomplète qui aggraveraient encore le pronostic déjà forcément très sombre.

Cette exploration évacuatrice peut encore donner des renseignements plus directs sur l'état de la prostate; je rappelle ce cas de Breschet où l'on eut la sensation très précise que l'on avait pénétré dans une vaste poche qui précédait la vessie; et alors même que l'on a franchi le col, en combinant le cathétérisme avec les lavages il devient possible de préciser s'il existe une propagation vésicale en suivant les préceptes posés par notre maître, M. le professeur Guyon, pour le diagnostic des néoplasmes vésicaux.

Je ne crois pas qu'il faille avoir recours à l'explorateur métallique; on s'exposerait à produire des délabrements ou à provoquer un saignement important; cependant dans certains cas on arrive à percevoir ainsi la sensation très nette que donne le frottement de l'instrument contre une surface incrustée ou une tumeur calcifiée (cas de Socin, cas de Solly).

Je le répète encore, cette exploration nécessaire ne doit être pratiquée que lorsque le doigt a reconnu l'état de la cavité pelvienne; elle doit servir d'adjuvant; les renseignements qu'elle fournit sont bien inférieurs aux manœuvres dont nous allons parler.

Lorsqu'on introduit le doigt explorateur dans le rectum, on rencontre *dans presque tous les cas* une tumeur volumineuse et le caractère de la tumeur me paraît, contrairement à l'opinion de Jolly, avoir une très réelle importance. Je rappelle en effet que les tumeurs bénignes de la prostate sont en général loin d'acquérir ces dimensions énormes et que l'observation publiée l'an passé par mon ami Leroy est tout à fait exceptionnelle.

Cette tumeur remplit généralement toute l'excavation, à la période où l'on pratique l'examen, c'est-à-dire quand les troubles fonctionnels (rétention, etc.) ont pris de l'importance. Dans les cas les moins fréquents elle est irrégulière de forme, l'un des lobes étant beaucoup plus volumineux que l'autre (voir l'observ. XXII), mais très souvent on rencontre par le toucher une énorme masse proéminant en arrière, aplatissant le rectum ou le déjetant de côté, si volumineuse qu'il est fréquemment impossible de sentir ses limites supérieures et à plus forte raison les vésicules séminales. Cette tumeur arrondie est souvent lisse et résistante, si bien que je ne saurais mieux préciser la sensation perçue qu'en disant que l'on croirait rencontrer une tête fœtale descendue dans l'excavation. Cette ressemblance avait également frappé M. Brault en examinant le malade qui fait l'objet de l'observation XXV.

Dans quelques cas plus rares, par exemple dans une observation qui m'a été remise par mon ami M. Tuffier, il existait une sorte de rainure qui divisait la tumeur en deux parties, du volume du poing chacune.

A un examen superficiel on pourrait d'ailleurs croire que la tumeur est arrondie; telle n'est pas la forme habituelle; il existe généralement une sorte d'empâtement latéral, de prolongement jusque sur les os de la ceinture pelvienne, prolongement dû probablement à la propagation de la tumeur sur le trajet des lymphatiques.

Le doigt devra également rechercher si la propagation

ne s'est pas faite en arrière du côté des échancrures sciatiques. A ce volume considérable de la tumeur vient se joindre un autre élément important du diagnostic, je veux parler de la consistance du néoplasme.

Dans certains cas la tumeur paraît absolument homogène; partout très dure, *ligneuse*, selon l'expression très heureuse de Nélaton; mais le plus souvent on trouve une tumeur bosselée, irrégulière, dont les saillies dures contrastent fortement avec des parties beaucoup plus molles; enfin, fait d'ailleurs rare, la tumeur est réellement de consistance faible, le doigt s'y enfonce presque. Tel était le malade de l'observation XXV, et nul doute que le ramollissement de la tumeur n'ait été chez cet individu la cause de l'amélioration survenue dans le fonctionnement du rectum.

Je dois ajouter enfin que dans tous les cas (sauf celui de West) on sentit toujours très nettement la tumeur au moment où les symptômes étaient arrivés à un degré d'acuité inquiétant.

Le toucher fournit en outre un élément précieux, il détermine ordinairement des douleurs plus violentes que celles que l'on rencontre chez les prostatiques et peut apprendre en outre si le rectum est sain ou envahi. Cette exploration serait d'ailleurs incomplète si on ne la combinait immédiatement avec la palpation abdominale, difficile seulement chez les sujets obèses. Chez le malade de l'observation XXV, la tumeur abdominale semblait d'abord parfaitement limitée en bas et ce n'est que le toucher combiné qui permit de constater qu'elle recevait les mouvements communiqués à la prostate.

L'exploration de l'abdomen a également une grande importance, mais doit toujours être précédée de l'exploration de la cavité pelvienne, sous peine de s'exposer à la méprise fâcheuse de Moore, qui prit une extension du néoplasme dans la fosse iliaque pour un anévrysme de l'iliaque externe et lia l'iliaque primitive.

La tumeur n'est d'ailleurs en général sensible qu'au palper; on sent alors dans les fosses iliaques des masses quelquefois assez dures, arrondies. Parfois, au contraire, ces masses prennent un tel volume qu'elles font un relief appréciable sous la paroi de l'abdomen (voir observation XXV) et par la palpation profonde on peut suivre leurs prolongements remontant jusqu'au foie et au diaphragme.

En bas on sent d'ailleurs facilement, chez quelques malades, une sorte de plastron émergeant de derrière le pubis et se continuant avec les masses iliaques.

Cette exploration devra toujours être facilitée par l'emploi préalable d'un purgatif car, je le rappelle, l'accumulation des matières fécales dans le gros intestin est fréquente dans ces cas. Tumeur volumineuse de la prostate, tumeurs iliaques constituent une forte présomption en faveur de l'existence d'un néoplasme malin, surtout lorsqu'il existe un autre symptôme, noté pour la première fois par Jolly, mais que nous croyons beaucoup moins fréquent que cet auteur, nous voulons parler de l'adénopathie inguinale.

Généralement celle-ci affecte la forme de ganglions, pas très augmentés de volume, mais très durs; elle est quelquefois bilatérale, je l'ai retrouvée dans environ la moitié des cas seulement dont l'histoire me semble exempte de toute omission. Tous ces caractères sont très marqués dans l'observation suivante.

Observation XXVII (personnelle et inédite)

A..., 61 ans, se présente le 21 juillet à la consultation de Saint-Vincent ; il n'a aucun antécédent héréditaire ; blennorrhagie à l'âge de 20 ans ; il y a quelques années il a contracté la syphilis dont il lui reste à peine quelques traces, un peu de glossite scléreuse notamment.

Il y a 7 mois, sa santé qui avait toujours été bonne s'est modifiée subitement, la fréquence des mictions est devenue tout à coup plus considérable, alors que jusque-là, il n'avait présenté aucun symptôme urinaire. Il urine maintenant 5 ou 6 fois la nuit et toutes les heures dans la journée.

La miction est un peu pénible, pas plus la nuit que le jour ; sensation de brûlure dans le canal après la miction.

Il y a trois mois la fréquence s'est encore accrue, puis sont survenues de petites hématuries ; tout dernièrement enfin il a été atteint de rétention complète et depuis se sonde avec une sonde-bougie 10.

L'état général est actuellement médiocre, la langue est sèche, le malade est *très amaigri*, le teint terreux ; pas de fièvre ; pas de douleurs irradiées.

En explorant l'urèthre on sent un léger ressaut dans le segment antérieur ; un peu de spasme du sphincter membraneux ; en traversant la prostate on provoque un léger saignement mais peu de douleur ; la vessie n'est pas sensible. En touchant la prostate on est frappé immédiatement de son volume énorme ; de l'impossibilité d'atteindre les limites supérieures de la glande, de sa dureté (tête de fœtus) ; en arrière, la masse est arrondie ; mais le rectum non envahi ; à droite un prolongement volumineux contre les parois de l'excavation.

Ganglions inguinaux de l'aine droite et dans la fosse iliaque indurés et volumineux. Notre diagnostic est confirmé par M. le professeur Guyon. Malheureusement le malade est perdu de vue.

Je n'oserai pas, comme Jolly, avancer que « leur existence doit être prise en sérieuse considération, car, « rencontrés dans certaines conditions, elle indique à « *coup sûr* un cancer de la prostate ».

L'examen pour être complet, doit enfin porter sur le périnée. J'ai dit que la tumeur envahissait parfois celui-ci et formait une masse molle qui dans certains cas prise pour infiltration urineuse a été incisée et n'a donné lieu qu'à un écoulement sanguin.

V

Il me reste à examiner de quelle façon évolue la maladie ; j'ai déjà précisé que la lésion ne se traduisait au début que par des symptômes vulgaires assez atténués et par conséquent attirant souvent peu l'attention du malade.

Ce fait a son importance; il nous explique l'apparente rapidité avec laquelle évoluent certaines tumeurs. Le plus souvent en effet cette période des troubles prémonitoires dure un an, deux ans et même trois ans, puis soudain se montrent les symptômes graves qui amènent une terminaison hâtive.

L'âge est d'ailleurs un facteur très important. Dans toutes les observations concernant des sujets jeunes, des enfants de dix ans et au-dessous, à partir de la première manifestation apparente du mal qui est, comme je l'ai dit, dans les cas les plus ordinaires, une rétention complète, on a toujours vu la terminaison fatale survenir au bout de quelques mois. Dans le cas de Brée et dans celui de Solly, l'enfant paraissait absolument bien portant trois mois avant la mort.

Chez l'adulte, au contraire, le terme de la maladie est plus reculé ; sa durée, autant qu'il est possible de l'apprécier, oscille entre un an et cinq ans, mais elle est toujours plus longue lorsque le malade est arrivé à un âge avancé. Dans les quelques observations relatant l'histoire de sujets de 17 à 30 ans, l'évolution est toujours signalée comme étant très rapide ; ainsi le malade de l'observation XXV était parfaitement bien portant quatre mois avant le moment où l'on put constater dans sa cavité abdominale et dans sa cavité pelvienne l'existence d'immenses masses néoplasiques. Un autre malade dont l'histoire a été publiée par West (1), est intéressant à ce point de vue.

Observation XXVIII (résumée)

Robert B..., 21 ans, qui était resté jusque-là en bonne santé, est atteint subitement le 16 septembre de rétention complète aiguë ; on pratiqua le cathétérisme. Le 27, hématurie abondante sans cause appréciable. A ce moment on ne sentit pas de tumeur prostatique.

Trois semaines après, accidents graves ; à ce moment la prostate parut notablement augmentée de volume ; mort.

Autopsie. — Abcès miliaires des reins ; dilatation des uré-

(1) *Trans. of the Path. Society*, 1882-1883.

tères et bassinets. La vessie contenait diverses productions polypeuses, dont l'une pénétrait dans l'urèthre dilaté.

Prostate grosse comme une orange, molle, envahie dans sa plus grande partie par une tumeur qui à l'examen présenta tous les caractères du sarcome.

Ces cas très rapides sont au contraire rares chez les gens âgés, mais là encore un élément important est à considérer. J'ai dit que la fréquence des mictions était, dans le plus grand nombre des cas, le symptôme initial; est-on autorisé chez les malades âgés qui se plaignent de ce symptôme depuis plusieurs années, à le rapporter uniquement à la présence d'un néoplasme; ne peut-il être la conséquence de modifications séniles de l'appareil urinaire ?

Je suis plus embarrassé d'indiquer l'influence de la nature du néoplasme sur l'évolution du mal.

Dans les cas spécifiés « sarcome » (S. Cowpland, West, etc.), cette évolution a toujours paru plus rapide que dans le cas de carcinome.

Cette dualité que j'ai signalée dans la symptomatologie des néoplasmes prostatiques entraîne également une grande variabilité dans le mode de terminaison; chez les malades où le rectum est envahi ou gêné d'une façon considérable dans son fonctionnement, on voit survenir des accidents graves généralement d'une façon progressive. Tantôt l'évacuation du gros intestin cesse d'être possible, et le malade tombe dans le collapsus, il est pris de vomissements fécaloïdes, sa température s'abaisse et la mort arrive au bout de quelques jours.

Tantôt au contraire l'intestin reste perméable, mais une

diarrhée incoercible affaiblit le patient et le fait succomber rapidement ; dans des cas très rares, il s'établit une communication entre la vessie et le rectum (observation de D. Mollière, observation de Pauffard).

Mais au lieu de cette aggravation constamment ascendante, il survient parfois et brusquement une amélioration notable ; le ténesme, les difficultés d'aller à la selle s'atténuent d'une façon surprenante ; faut-il attribuer ce changement à une modification dans la consistance de la tumeur qui permet de rechef la progression des matières fécales ? Je ne le sais, toujours est-il que cet arrêt que j'ai constaté sur le malade de l'observation XXV, dure parfois quelques mois puis les symptômes graves réapparaissent et la terminaison fatale s'ensuit à bref délai (voir aussi observation XXVI).

Lorsque la gêne du fonctionnement de l'appareil urinaire est au contraire prédominante, on voit survenir des accidents rénaux. Si l'on se reporte à nos observations l'on verra que la distension vésicale est loin d'être rare ; aussi tout comme chez les prostatiques survient de la dilatation des uretères, des bassinets, et de la néphrite chronique ; les néoplasiques sont également exposés à la pyélite et à la néphrite suppurée dont il serait inutile de retracer ici le tableau clinique, qu'il me suffise de dire que c'est chez ces malades que l'on rencontre un appareil fébrile.

Ces diverses éventualités expliquent en somme pourquoi les néoplasiques prostatiques, malgré la diffusion rapide de la tumeur, meurent rarement dans un état cachectique avec des noyaux secondaires; je ne reviendrai pas sur la fréquence de ce mode de terminaison dont j'ai déjà parlé dans un autre chapitre ; je signalerai seulement ici quelques symptômes rares dépendant tantôt de la gêne circulatoire (plegmatia alba dolens), tantôt de l'envahissement de la colonne vertébrale et des phénomènes consécutifs du côté de la moelle, telle la paraplégie (une observation de Thompson).

Quelquefois le malade tombe, sans aucune aggravation des symptômes locaux, dans un état d'affaiblissement progressif, de cachexie, avec purpura, etc.

J'omets à dessein diverses complications qui peuvent survenir dans le cours de l'évolution du néoplasme ; tel l'érysipèle, la tuberculose pulmonaire, etc., etc.

CHAPITRE CINQUIÈME

DIAGNOSTIC. — PRONOSTIC. — TRAITEMENT

I

Je n'ai pas besoin d'insister au début de ce chapitre sur les difficultés du diagnostic du cancer de la prostate.

Cependant j'indiquerai immédiatement qu'en réalité cette difficulté n'est notable qu'au début de l'affection et le fait s'explique de lui-même; plus tard, le néoplasme a ses symptômes propres qui, pris isolément, n'ont sans doute qu'une valeur relative, mais qui associés permettent de le distinguer des autres affections de la glande.

J'ai déjà signalé un cas où le toucher rectal permit à M. Quenu de sentir un noyau encore peu volumineux, mais *très dur;* je crois que cette exploration directe peut seule, au début, permettre l'hypothèse de l'existence d'un néoplasme.

Car, si nous examinons les symptômes urinaires qui traduisent l'existence du cancer, que constatons-nous? Fréquence des mictions, quelquefois un peu de douleur au moment où la vessie se vide; rétention incomplète, quelques manifestations du côté du rectum.

Sur quoi pourrions-nous nous fonder dans l'occurrence

pour alléguer qu'il s'agit plutôt d'une tumeur que d'une *dégénérescence sénile?* Cette fréquence chez les gens âgés porte plutôt sur la nuit dans les deux affections, et je ne serais pas embarrassé pour renvoyer à diverses observations de cette thèse où l'on trouverait que le diagnostic « d'hypertrophie de la prostate » a été porté méthodiquement chez plusieurs néoplasiques quelques mois avant leur mort. Je crois donc qu'à ce moment le toucher rectal est seul juge et qu'il est nécessaire avant de porter un pronostic de suspendre son jugement jusqu'à plus ample informé, c'est-à-dire d'observer la marche de la maladie.

Tout au plus serais-je porté à donner de l'importance, à ce moment à l'écoulement spontané de quelques gouttes de sang à la fin de la miction, à la condition toutefois, qu'aucun cathétérisme n'ait été pratiqué dans un laps de temps rapproché.

A cette période de début, la notion de l'âge doit d'ailleurs être prise en sérieuse considération. C'est ainsi que je n'insisterai pas sur le diagnostic avec *les prostatites.* Si « certains abcès protastiques, même considérables, ne causent pendant la vie, des sensations tellement vagues qu'on ne les soupçonne pas » (1), le toucher est presque toujours suffisant, joint à certains symptômes fonctionnels et aux manifestations douloureuses bien localisées pour ne laisser que peu de doute.

J'en dirai tout autant de la *tuberculose prostato-vésiculaire* qui pourrait être l'objet d'une confusion dans

(1) CIVIALE. *Traité des mal. des org. génito-urinaires*, t. II.

certainscas. La notion généralement méconnue de la localisation du tubercule dans la prostate seulement (Guyon), fait que l'absence de noyaux épididymaires n'a qu'une importance assez secondaire pour le diagnostic différentiel. Cette confusion n'est d'ailleurs possible qu'en négligeant l'exploration de la prostate par le toucher et surtout celle des vésicules séminales, car les caractères de la tuberculose prostatique sont très tranchés.

Je passe enfin sur le diagnostic avec un *calcul vésical.* En parlant de l'hématurie et de la douleur comme symptômes d'un néoplasme, j'ai assez insisté sur leurs caractères pour n'avoir pas besoin de m'étendre sur la différence qu'ils offrent avec l'hématurie et la douleur symptômes d'une pierre dans la vessie.

Une fois la maladie plus avancée, les lésions ayant subi une marche progressive, le diagnostic devient au contraire plus aisé.

Je ferai d'abord remarquer que chez l'enfant le doute n'est guère permis; la rétention complète provoque l'exploration du bassin ; cette exploration fournit immédiatement une notion capitale, celle de l'augmentation considérable de la glande; les cas d'erreur sont ceux où la sonde a été l'intrument de choix pour le diagnostic.

Chez les malades dont l'âge oscille entre 15 ans et 35 ans, les doutes sont bientôt levés, d'une part par *le volume de la tumeur* surtout, d'autre part par l'existence de troubles urinaires peu fréquents à cet âge en dehors de la blennorrhagie et des rétrécissements. Je reparlerai plus loin des kystes du petit bassin.

Chez les gens chez lesquels l'âge permet au contraire

l'hypothèse de la dégénérescence sénile de l'appareil urinaire ou l'idée d'un néoplasme vésical, le doute est quelquefois permis.

J'éliminerai d'abord la *syphilis prostatique* dont nous n'avons que des notions trop incomplètes actuellement, et les diverses affections du rectum dont l'existence sera révélée par l'exploration. Négligeant ensuite les troubles fonctionnels de la miction qui relèvent de causes trop multiples pour avoir une valeur diagnostique réelle, je ne donnerai une réelle importance qu'à l'hématurie, à l'existence d'une tumeur, à l'engorgement ganglionnaire et à la douleur.

Le premier symptôme étant très inconstant il est déjà aisé de tirer une conclusion : c'est qu'en présence d'une hématurie importante chez un individu d'âge moyen ou avancé, l'hypothèse *d'un néoplasme rénal ou vésical* est beaucoup plus probable. Je rappelle le caractère des hématuries symptomatiques du cancer de la prostate ; hématuries généralement sans durée, peu abondantes, non influencées par le repos, ne se reproduisant quelquefois qu'à de longs intervalles. Est-il donc permis d'hésiter entre le diagnostic de néoplasme vésical ou de néoplasme prostatique ?

Y a-t-il rien qui rappelle là ces hématuries durant pendant des mois sans interruption presque, survenant également spontanément et sans douleur, que l'on observe dans la première des deux affections ; je pourrais m'étendre sur ce point, mais je préfère renvoyer à la thèse de Pousson (1) où ces caractères si nettement

(1) POUSSON. *Thèse de Paris*, 1884.

spécifiés par notre maître sont très bien exposés. Je rappelle d'ailleurs, combien l'existence d'un engorgement ganglionnaire est exceptionnel dans le cancer vésical et le contraste étonnant qui résulte de ce fait entre deux affections semblables naissant dans des organes si voisins.

Les caractères de l'hématurie ont une importance égale pour distinguer les néoplasmes *de la pierre*. La non spontanéité de l'hématurie des calculeux, sa courte durée, la douleur qui l'accompagne sont d'un grands poids surtout lorsque le cathéter rencontre un pseudo-calcul (sarcome ossifiant observé par Socin).

J'accorde une toute autre importance au volume de la tumeur, à l'existence de ses prolongements pelviens et surtout abdominaux, particulièrement lorsque le malade est dans un état cachectique dépendant du fonctionnement incomplet de l'appareil urinaire ; je sais bien que l'on signale des « *tumeurs bénignes* » considérables de la prostate, mon ami Leroy en a montré une à la Société anatomique l'an dernier, et ce volume était tel que le diagnostic de néoplasme malin fut précisément d'abord formulé.

Mais c'est à ce moment qu'une exploration attentive devra rechercher les adénopathies iliaques, inguinales, et analyser rigoureusement les caractères de la douleur.

Je l'ai dit et je le repète, de toutes mes observations personnelles une seule ne note pas d'engorgement ganglionnaire. Ce fait doit donc servir de base pour distinguer certaines prostates hypertrophiées des néoplasmes malins de la glande.

Ces adénopathies peuvent d'ailleurs elles-mêmes devenir le point de départ d'erreurs; je passe sur le cas de Moore en faisant remarquer combien l'omission d'une exploration méthodique est dangereuse, je m'arrêterai au contraire aux *kystes de la prostate.*

Peu d'embarras au sujet des petits kystes de la prostate dont l'existence est liée à la dégénérescence sénile de la glande; difficultés extrêmes dans l'éventualité d'un kyste hydatique prostatique ou périprostatique; la consistance de la tumeur peut fournir de bons renseignements, mais l'existence des masses iliaques n'a qu'une importance limitée, lorsqu'on se souvient de certaines observations de kystes (1). Si la nature de la tumeur est par elle-même difficile à définir, l'existence de douleurs caractéristiques devra faire pencher le jugement vers l'idée d'un néoplasme. Ces douleurs qui manquent rarement d'une façon absolue, jointes aux adénopathies et à la présence d'une grosse tumeur pelvienne, constituent donc la meilleure présomption de l'existence d'un néoplasme malin de la prostate.

II

Il serait banal d'insister sur la gravité du pronostic des néoplasmes de la prostate; je crois même inutile de rechercher si la forme à symptômes prédominants du côté du rectum est plus grave que celle où l'appareil urinaire est surtout entravé dans ses fonctions. L'étude des

(1) Voir Tillaux et Millet. *Société de chirurgie*, 1883.

observations montre à cet égard de grandes différences individuelles qui tiennent évidemment à la diffusion plus ou moins rapide soit du côté du *rectum*, soit du côté des *uretères*.

Des symptômes présentés par le malade, découle le pronostic et secondairement les indications du traitement. Ceci me mène à discuter la valeur d'un traitement curatif. C'est Küchler qui le premier eut l'idée de l'ablation de la prostate et la pratiqua sur le cadavre; mais déjà Cadge en 1862, puis Fergusson et Keil (cités par Thompson) avaient dans le cours d'une taille périnéale extirpé des fragments de prostate.

Billroth, d'autre part, tenta dans un cas de néoplasme l'extirpation de la prostate; le malade mourut 14 mois après, avec une récidive dans la cicatrice.

Je rappelle qu'en France la même intervention a été préconisée et pratiquée par Demarquay (1) et en Angleterre par Spanton (2). L'observation de ce dernier est trop typique pour que je ne la résume pas ici.

Observation XXIX (résumée)

Il s'agit d'un malade qui fut d'abord traité pour une tuméfaction abdominale regardée comme une accumulation de matières fécales; il souffrait depuis 2 ans de constipation opiniâtre.

A l'entrée à l'hôpital, état général passable, envies fréquentes d'aller à la garde-robe, impossibilité de rester assis.

(1) *Gazette médicale de Paris*, 1873.
(2) *Lancet*, 1882.

Prostate très volumineuse, accumulation de matières fécales à gauche.

Ponction exploratrice ramenant un fragment composé d'un fin stroma, de cellules polymorphes et de fibres musculaires.

Opération. — Incision transversale et curviligne au devant de l'anus; par le toucher on constata que le rectum avait été déchiré dans les explorations précédentes ; on enleva une partie de la tumeur par le bistouri, le reste fut dilacéré ; elle était plus molle qu'on ne le croyait et s'enfonçait derrière le pubis.

Hémostase très difficile. Mort le jour suivant.

A l'autopsie on trouva la tumeur débordant le pubis en arrière et latéralement engainant la vessie ; le rectum était envahi en avant.

Noyau secondaire dans le foie.

Cette observation nous paraît résumer d'une façon frappante tous les arguments qu'il est possible d'opposer à une intervention radicale, c'est-à-dire :

1° Diffusion rapide dans le bassin ou même dans l'abdomen.

2° Généralisation du néoplasme.

Je crois en réalité que dans la période de début le diagnostic n'est jamais assez certain pour autoriser une intervention aussi radicale et que dans la période où l'existence du néoplasme est confirmée la diffusion s'étant déjà faite ; l'opération est inutile, elle serait même impossible d'après Glück, de Berlin, sans section de symphyse pubienne. A moins de vouloir réduire l'ablation de la prostate au rôle plus modeste d'opération palliative, je ne me rends que très peu compte de son utilité et je lui oppose des moyens aussi efficaces, et surtout moins dangereux.

Dans les cas où le fonctionnement des appareils voisins de la prostate est peu entravé, je crois les moyens ordinaires pleinement suffisants ; les suppositoires et les injections hypodermiques à base opiacée calmeront les douleurs si pénibles à supporter.

Le rectum est-il comprimé, dans la grande majorité des cas il suffira de favoriser l'évacuation des matières fécales par des lavements portés aussi haut que possible au moyen d'une sonde, et l'emploi de purgatifs ; chez tous les malades il est d'ailleurs nécessaire de veiller à l'évacuation complète de la vessie par un cathétérisme et des lavages, surtout lorsqu'il existe de la cystite ; je sais bien que ces manœuvres sont impossibles dans certains cas, mais même en présence d'une rétention complète on n'est pas plus désarmé que chez les prostatiques et les rétrécis, et je ne discuterai pas ici l'innocuité de la ponction aspiratrice de la vessie, encore repoussée par certains praticiens américains (1).

Mais dans quelques cas cette méthode thérapeutique, que l'on pourrait à juste titre qualifier d'attente dans le cancer de la prostate, devient purement illusoire.

Ceci me conduit à examiner la conduite à tenir dans deux éventualités.

1° Obstruction rectale complète.

2° Rétention complète avec impossibilité de pratiquer le cathétérisme.

Dans le premier cas en présence de l'imminence de phénomènes graves, la colotomie soit lombaire soit ilia-

(1) Saint-Louis. *Med. and. Surg. Journal*, 1882. Obs. de Wesseler.

que s'impose; elle paraît avoir été pratiquée pour la première fois par Oswald (1) en 1883.

Depuis, Fenwick a exécuté 2 fois la même opération; chez un des malades, mort rapide, chez l'autre amélioration considérable, qui se maintenait encore plusieurs mois après.

L'explication de ce fait est facile; car, comme le fait très justement remarquer Fenwick, on évite ainsi non seulement les accidents de l'occlusion intestinale, mais la fonction rectale étant supprimée, le malade ne fait plus d'efforts et échappe ainsi aux conséquences des hémorrhagies rectales causées d'après l'auteur anglais par la compression de la tumeur prise entre le releveur de l'anus et le plan résistant des viscères abdominaux.

Je renvoie aux observations XXI à XXIV qui concernent des cas de ce genre.

Une opération palliative a été également préconisée dans les cas où il existe une rétention d'urine qui défie tout autre traitement.

En 1882, Warthon (2) pratiquait la taille périnéale chez un cancéreux, mais sans succès, la mort était survenue par péritonite 8 jours après; l'idée n'était pas nouvelle car chez un prostatique Lund (3) avait agi de même l'année précédente. Reginald Harrison (4) enfin opéra en 1884 un malade atteint de néoplasme de la prostate chez lequel le cathétérisme était impossible; pratiquant la

(1) *Med. Times*, 1882, II, 423.
(2) WHARTON. *Phil. Med. Times*, 1882.
(3) MAC CORMAC. *Med. intern. Congress*, 1881, London.
(4) R. HARRISON. *Lancet*, 1884.

taille médiane il parvint à extirper une masse pédiculée saillante dans le canal. A cette occasion il a formulé les propositions suivantes :

1° Chez des malades atteints d'affection prostatique et aux abois il est permis de procéder à une exploration digitale des parties atteintes, par la taille périnéale.

2° Cette exploration permet l'extirpation de fragments de la tumeur.

3° Si cette extirpation n'est pas possible, elle permet la prostatotomie et le drainage de la vessie selon le procédé de Lund.

Je crois au fond que les cas où cette intervention est utile seront toujours exceptionnels ; la plupart du temps le résultat à obtenir, résultat ne prolongeant guère la vie du malade, ne peut guère être mis en regard des dangers qu'on lui fait courir, ce qui revient à dire qu'en présence d'une lésion aussi grave la chirurgie est presque désarmée.

OBSERVATIONS (1)

Obs. 30. — *Carcinome de la prostate*, par Pauffard (pièce n° 85 du Musée Civiale. (Obs. inédite.)

Le nommé P..., 57 ans, entre le 15 janvier 1877, salle Saint-Vincent, n° 5. Antécédents : 2 chaudepisses ; bon état de santé jusqu'à il y a 17 mois. — A ce moment le malade remarque de la lenteur des mictions sans fréquence ni douleur. Pas de polyurie ; jamais d'hématurie.

Il y a 4 mois que le malade se sonde ; il a rendu dernièrement quelques graviers. Pas de rétrécissement ni calcul vésical. Prostate volumineuse, bosselée, vessie dilatée.

Les urines sont troubles, rougeâtres.

Le 18 janvier on constate l'existence au pli de l'aine de ganglions durs ; les ganglions iliaques sont pris des 2 côtés ; le malade se sonde chaque jour ; amélioration locale.

Le 12 février, on constate que les masses prostato-pelviennes ont grossi. Le rectum envahi est perforé et il existe une communication recto-vésicale.

Le 15 février. Ictère intense.

Le 20. Ictère très foncé sans élévation de température, adynamie.

Le 22. Mort.

Autopsie. Le foie est peu augmenté de volume, mais contient des noyaux de forte dimension. Rien dans les autres viscères. Les reins sont simplement congestionnés.

Vessie. Intacte dans ses 2/3 supérieurs, sauf un peu de rou-

(1) Ces observations sont celles qui n'ont pas trouvé place dans le cours de la thèse.

geur ; le col, la partie prostatique de l'urèthre sont complètement détruits et celle-ci communique avec le rectum.

Les ganglions iliaques et inguinaux sont indurés et forment une masse bosselée.

Le pubis et l'ischion sont ramollis, friables ; le périoste épaissi et décollé, est soulevé par un liquide rougeâtre paraissant venir des os.

Le canal est presque détruit dans sa portion membraneuse, mais intact dans le reste de son étendue.

Obs. 31 (Bazy et Guiard). Pièce n° 122 du Musée Civiale. Le nommé C..., 17 ans, entre le 14 juin 1882, salle Saint-Vincent, n° 1. Antécédents : blennorrhagie il y a six mois, traitée par les balsamiques. Hématurie à 2 reprises.

19 juin. Le malade est sondé ; le premier jet est purulent ; la prostate est assez notablement augmentée de volume ; elle est grosse comme une orange ; pas de fluctuation.

Jusqu'au 26 juin même état, il est toujours nécessaire de pratiquer le cathétérisme.

Le 26. La tumeur semble avoir augmenté de volume ; ponction sans résultat avec l'aspirateur de Potain.

Le 28. Distension vésicale ; 3,50 gr. d'urine ; empâtement douloureux au-dessus de l'arcade de Fallope à droite ; la prostate est souple.

5 juillet. Fièvre.

Le 6. La tumeur remplit toute l'excavation.

Le 7-17. L'amaigrissement fait de notables progrès, rétention complète avec distension, prostate énorme, diarrhée incoercible. Mort le 17, dans l'adynamie, après une hématemèse abondante.

Autopsie. Péritonite pelvienne.

Reins volumineux, congestionnés ; leur surface est parsemée de petits abcès milliaires ; dilatation des bassinets et uretères.

Vessie saine.

Prostate énorme, de forme irrégulière remplissant l'excavation. La portion prostatique du canal est conservée, mais très sinueuse. Il existe sur plusieurs points de la prostate de grandes cavités lacunaires ; la tumeur remonte en arrière de la vessie jusqu'au-dessous de la base des vésicules. Le rectum n'est pas envahi.

Obs. 32 (résumée). Dickinson (1). *Lancet*, 1877. — Individu âgé malade depuis un an, rétention d'urine soignée par cathétérisme ; périnée d'une dureté cartilagineuse avec deux orifices fistuleux. Ganglions dans l'aine gauche.

A l'*autopsie*, prostate volumineuse, très dure ; la tumeur se prolonge sur les côtés de la vessie ; rein sénile ; ganglions iliaques. Viscères sains.

Obs. 33. (Barton. *Dubl. Med. Journ.*, 1881.) — Rétention d'urine subite ; individu très affaibli, présentant de la distension vésicale. Prostate très dure. Cathétérisme facile ; ce malade n'avait jamais eu que deux légères hématuries.

A la fin cystite aiguë.

A l'*autopsie*, néphrite double. Vessie enflammée à petites exulcérations. Prostate très dure, faisant saillie sous la muqueuse vésicale.

A l'examen on trouva la tumeur constituée par du sarcome.

Obs. 34. (Wharton. *Philad. Med. Times*, 1882.) — Début par rétention ; troubles de la miction bien antérieurs ; douleurs hypogastriques.

Jamais d'hématurie.

Prostate volumineuse, arrondie, lisse.

A la fin, impossibilité de cathétérisme ; on ponctionne la tumeur puis on ouvre le périnée par la méthode de Cook. Mort de péritonite.

A l'*autopsie*. Péritonite généralisée ; noyaux du péritoine ; prostate volumineuse lacunaire ; vessie intacte.

Noyaux secondaires dans le foie et la rate.

La structure de la tumeur la range dans la catégorie des sarcomes.

Obs. 35. (Adler. *Saint-Louis Med. Journal*, 1882.) — Individu de 66 ans malade depuis un an; rétention complète aiguë avec phénomènes généraux; traité par le cathétérisme, hémorrhagies consécutives et mort.

Autopsie. Vessie énorme; prostate ressemblant à un utérus de femme adulte, recouverte par la muqueuse rouge.

Pas de noyaux secondaires.

Obs. 36. (Wesseler. *Saint-Louis Med. and Surg. Journal*, 1882.) — Individu de 30 ans, se plaignant de douleurs dans le bas-ventre et la sphère du sciatique.

Il fut revu 10 mois après un premier examen, très émacié; atteint de rétention d'urine le cathétérisme fut impossible.

A l'*autopsie*. Tumeur du volume d'un œuf de poule; infiltration d'urine et phlegmon de la cavité de Retzius.

Obs. 37. (Boyd. *Trans. of Path. Society*, 1882-83.) — Homme de 59 ans; début par rétention complète, puis hématuries calculeuses, il rendit 10 petits calculs.

A son entrée à l'hôpital, individu peu amaigri; fréquence des mictions, douleurs rectales. Rétention incomplète. Mort de néphrite aiguë.

A l'*autopsie*. Vessie altérée en avant; prostate énorme, cavernes (fausse route). Vésicules séminales dures. Uretères oblitérés à peu près. Pas de noyaux secondaires.

Obs. 38. (Oswald. *Med. Times*, 1883.) — Individu de 23 ans, sans antécédents héréditaires. Pris il y a 3 ans de difficultés de la miction; ténesme rectal, diarrhée et perte de sang.

Par le toucher, tumeur volumineuse.

Garde-robes impossibles, colotomie lombaire; le malade mourut quelques mois après avec des noyaux cutanés.

Obs. 39. (Harrison. *Lancet*, 1884.) — Individu de 64 ans, malade depuis 9 mois; fréquence des mictions et hématurie. Urèthre libre. Testicule gauche gonflé, dur.

On pratique la taille médiane et on parvient à extirper une tumeur pédiculée du volume d'une phalange; au bout de 10 jours plus d'hématurie.

Le malade allait bien quelques mois après; la tumeur était du carcinome.

Obs. 40. (Clarke. *Med. Times*, 1885.) — Rétention d'urine; hématurie consécutive à un cathétérisme; on trouve une masse pelvienne ne se traduisant que par fréquence de mictions; *Taille*, mort d'infection purulente le vingtième jour.

Obs. 41. (Carver. *Lancet*, 1886.) — Malade de 66 ans, présentant des mictions fréquentes, de la polyurie, pas d'hématurie mais de la constipation, des digestions mauvaises.

Prostate volumineuse, noyaux très durs ainsi que dans la vésicule séminale droite.

Le foie augmenta de volume, puis survint de la rétention complète, le malade mourut 2 mois après son entrée.

Autopsie. Prostate formée de deux tumeurs du volume d'un œuf de poule adhérente à la vessie, aux parois pelviennes, au rectum.

Adénopathies volumineuses, noyaux mésentériques, pleuraux et hépatiques.

CONCLUSIONS

I. — Les néoplasmes de la prostate sont moins rares qu'on ne l'a dit ; ils sont le plus souvent primitifs (90 0/0 des cas) ; 10 fois sur 100 les observations concernent des enfants de 1 à 10 ans.

II. — 1° Les néoplasmes de la prostate sont constitués le plus souvent par du carcimome (86 fois sur 100), celui-ci débute dans les culs-de-sac glandulaires. Le sarcome se rencontre exceptionnellement.

2° Les connexions de la glande, sa richesse en lymphatiques expliquent :

Sa diffusion presque constante, étendue et rapide (carcinose prostato-pelvienne diffuse). L'envahissement des os, vésicules séminales, etc.

3° L'envahissement de la vessie n'est pas la règle, c'est au contraire un fait exceptionnel.

III. — Le plus souvent les symptômes prédominants sont des troubles fonctionnels de l'appareil urinaire, l'hématurie manque souvent, les douleurs ont un type particulier. Chez d'autres malades il y a fonctionnement presque régulier de l'appareil urinaire mais, au contraire, celui du rectum est très entravé.

La marche est d'autant plus rapide que le sujet est plus jeune.

La durée de l'évolution du néoplasme varie de trois mois à 5 ans au maximum.

IV. — L'exploration de la cavité pelvienne et l'existence des douleurs irradiées sont les meilleures bases du diagnostic.

V. — La gravité du pronostic, l'acuité de certains symptômes (obstruction rectale, rétention complète) autorise une intervention opératoire palliative (colotomie ou prostatomie).

L'ablation de la tumeur est au contraire inutile, à cause de la rapidité de la diffusion.

BIBLIOGRAPHIE

Adams. — *Anatomy and diseases of the prostate Gland*. London, 1853.

Adler. — *St-Louis Med. and Surg. Journal*, 1882, p. 629.

Aschenborn. — Carcin. der Protasta. *Klin. chirurg. Wochenbl.*, 1880.

Barton. — Carcin. of Protasta. *Dublin Med. Journal*, 1881, 553.

Baumann. — *Fungus hematodes prostatæ*. Wüzburg, 1844 (Thèse).

Bell. — *Montréal Journal*, 1883.

Bennett. — *On cancerous Grouths*. Edinburg, 1849.

Béraud. — Thèse d'agrég. de chirurg., 1857, 108-117.

Berger. — *Société anatomique*, 1871.

Biagi. — *Ann. universali Med.* Milano, 1874.

Billroth. — *Chirurg. Erfahrungen*. Zurich, 1860-1867, *Langenbeck's Archiv*. t. X.

Bowman. — *The Lancet*, 1853.

Boyd. — *Trans. ofthe Path. Society*, 1881-82.

Boyer. — *Mal. chirurg.*, t. IX.

Bree. — *Med. Times*, XIII, 248.

Bundy. — *Boston Med. Journal*, XCV, 472.

Carver. — *Lancet*, 1886.

Civiale. — *Traité des mal. des org. génito-urinaires*. Paris, 1858, t, II.

Clarke. — *British Med. Journal*, 1885, I, p. 799.

Coulson. — *Diseases of the Prostate*. New-York, 1883.

Crofft. — *Trans. of the Path. Society*, 1869, t. XIX.

Curling. — *Trans. of the Path. Society*, t. X, 1859, p. 157.

Delfau. — *Traité des mal. des voies urin.* Paris, 1883.

Demarquay. — *Gaz. med. de Paris*, 1873.

Dickinson. — *Lancet*, 1877.

Emmert. — *Lehrbuch der Chirurgie*, 1862, tome III.

English. — *Art. Prostata, in Real. Encycl.* d'Eulenburg, t. XII.

Fenwick. — *British. med. Journ.*, oct. 1887.

Ferrier. — *Journal de méd. de Bordeaux*, 1884-1885.

Foerster. — *Handb. der path. Anat.*, 2e Aufl., Bd. II, 1863.

Guelliot. — *Anat. et path. des vésicules séminales*. Thèse de Paris, 1882.

Gross. — *Diseas. of urin. organs*. Philad., 1856.

Guyon. — *Leç. cliniq. sur les mal. des voies urin.* Paris, 1881.

Guyot. — *Bull. Société anat.*, 1856.

R. Harrison. — *Chirurg. disord. of urin. organs*. London, 1881. — *Lancet*, 1884.

Hodgkins. — *The* Lancet, 1843.

Hogsdon. — *The prost. glande and his enlarg.*, London, 1856.

E. Home. — *Prostate*. Trad. franç., Paris, 1820.

Isambert. — *Bull. Société anat.*, 1853.

Jolly. — Cancer de la prostate. *Arch. gén. de méd.*, 1869.

Jones. — *Diseases of Prostate*. London, 1881.

Jullien. — *Cancer de la Prostate*, in Dict. Prat. de méd. et chirurg., t. XXIX.

Langstaff. — *Trans. of med. chirurg. Society*, 1817.

Lebec. — *Bull. Société anat.*, 1876.

Lebert. — *Anat. Path.*, t. II.

Letarouilly. — *Cancer de la prostate*. Thèse, Paris, 1883.

Mallez. — *Mal. des org. génito-urin.*, 1883.

Maylard. — *Glascow med. Journ.*, t. XXVII, 374.

Mercier. — *Rech. sur les mal. des org. génito-urin. chez les gens âgés*, 1841.

Misser. — *Boston med. Journ.*, CXII, 132.

Moore. — *Med. chirurg. Trans.*, t. XXXV.

Oliva. — Observat. Torino, 1882.

Oswald. — *British. med. Times*, 1883, II, 423.

Picard. — *Traité des mal. des voies urin.*, 1885.

Pitha. — *Handb. der speciel. path. und. Thérap. de Virchow*, Bd. VI.

Reboul. — *Bull. Société anat.*, 1886.

Reverdin. — *Bull. Société anat.*, 1871.

Rokitansky. — *Lehrb. der Path. An.*, Bd. III, 1861.

Rollet. — *Spital Zeitung.* Wien., 1864.
Rollin. — *Bull. Société anat.*, 1887.
Schottelius. — *Congrès des natur. all. à Marburg.*, 1881.
Schwartz. — *Bull. Société anat.*, T. 49.
Socin. — *Handbuch der Chirurgie* (Pitha und Billroth), Bd. III, 2ter Theil.
Solly. — *Path. trans.*, 1850-1851.
Spanton. — *Lancet*, 1882.
Sydney Cowpland. — *Path. Trans.*, t. XXVIII.
Simon. — *Lancet*, 1850.
Thompson. — *Diseases of the Prostate*, 6e éd. London, 1886.
Tyson. — *Americ. Journal of med. Science*, 1869.
Velpeau. — Dict. en 30 volumes.
Voillemier et Le Dentu. — *Traité des mal. des voies urin.*, t. II.
Virchow. — *Traité des Tumeurs.*
Walton. — *Path. Trans.*, t. II.
Wesseler. — *Saint Louis med. and Surg. Journal*, 1882.
West. — *Trans. of the Path. Soc.*, 1882-83, p. 145.
Wharton. — *Philad. Med. Times*, 1882, p. 538.
Winslow. — *Maryland med. Journal*, 1881-1882.
Wunderlich. — *Handb. der Path.*, Bd. III.
Wyss. — Die. bösartiger Neubildungen der Vorsteherdrüse. *Arch. de Virchow*, 1866.
Zahn. — *Zeitsch. für Deutsch. Chirurg*, t. XXII, 1885.

IMPRIMERIE LEMALE ET Cie, HAVRE

IMPRIMERIE LEMALE ET Cie, HAVRE

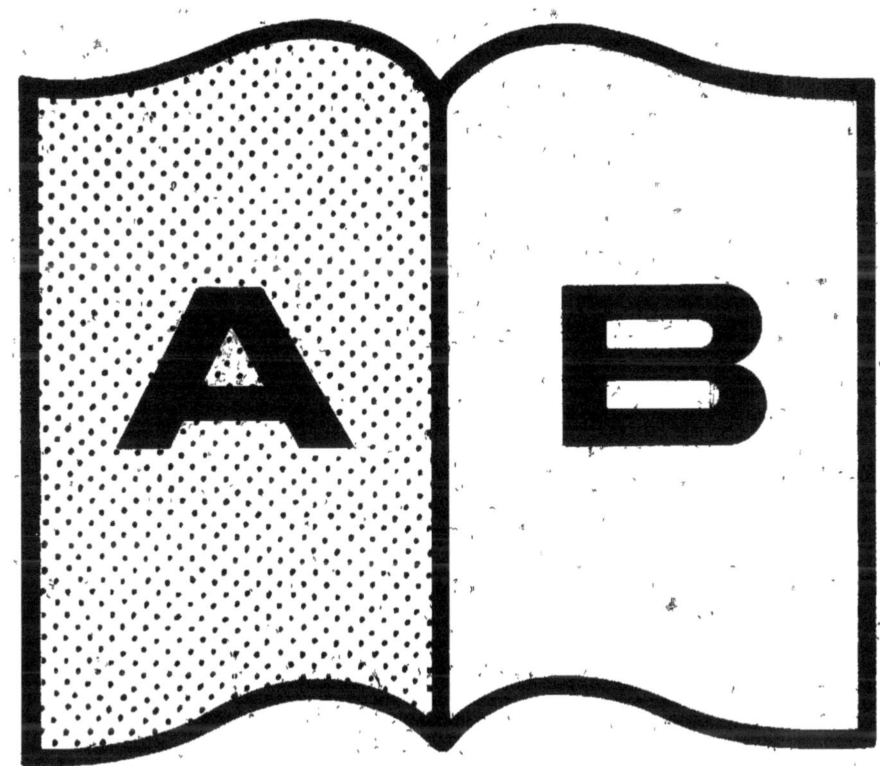

Contraste insuffisant

NF Z 43-120-14

www.ingramcontent.com/pod-product-compliance
Ingram Content Group UK Ltd.
Pitfield, Milton Keynes, MK11 3LW, UK
UKHW020345230726
13925UKWH00003B/971